DEPURACIÓN HEPÁTICA

Prácticos
Vivir Mejor

CARLA ZAPLANA

DEPURACIÓN HEPÁTICA

Un programa de cinco días para eliminar excesos
y resetear cuerpo y mente

Diana

Obra editada en colaboración con Editorial Planeta – España

© Carla Zaplana, 2022

Diseño del interior: © Sacajugo.com
Ilustraciones de interior: © freepik.es
Adaptación de la portada: Booket / Área Editorial Grupo Planeta
Ilustración de la portada: © Everilda / Shutterstock

© 2023, Editorial Planeta, S. A. – Barcelona, España

Derechos reservados

© 2024, Ediciones Culturales Paidós, S.A. de C.V.
Bajo el sello editorial PAIDÓS M.R.
Avenida Presidente Masarik núm. 111,
Piso 2, Polanco V Sección, Miguel Hidalgo
C.P. 11560, Ciudad de México
www.planetadelibros.com.mx
www.paidos.com.mx

Primera edición impresa en España en Colección Booket: enero de 2023
ISBN: 978-84-1119-058-9

Primera edición impresa en México en Booket: noviembre de 2024
ISBN: 978-607-569-851-9

Este libro debe interpretarse como un volumen de referencia. La información que contiene está pensada para ayudarte a tomar decisiones adecuadas respecto a tu salud y bienestar. Ahora bien, si sospechas que tienes algún problema médico o de otra índole, la autora y la editorial te recomiendan que consultes a un profesional.

Impreso en los talleres de Litográfica Ingramex, S.A. de C.V.
Centeno núm. 162-1, colonia Granjas Esmeralda, Ciudad de México
Impreso en México - *Printed in Mexico*

Biografía

Carla Zaplana es dietista y nutricionista. Certificada como *coach* de salud holística por el Institute for Integrative Nutrition de Nueva York, cuenta con una amplia formación en Estados Unidos y en España sobre nutrición basada en vegetales. Es autora de varios títulos de éxito, entre ellos los bestsellers *Zumos verdes* y *Ayuno intermitente saludable*, y también de *Batidos verdes, Come limpio, Superalimentos* y *Depuración hepática*. Miles de personas asisten a sus conferencias y formaciones *online*.

@carlazaplana

@CarlaZaplanaNutricionista

carlazaplana.com

*Dedico este libro a los sabios ancestros
y a las medicinas antiguas
que tanto conocimiento nos dejaron.*

Sumario

· · · · · · · · · · · ·

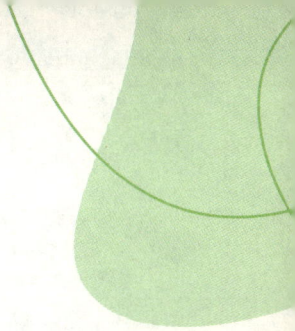

Introducción

El cuerpo es el vehículo que permite que nuestro ser crezca, se desarrolle, experimente y evolucione. Cómo se ve este disfraz o carcasa (es decir, el cuerpo) es un reflejo directo de cómo están nuestras emociones y de las cargas que arrastramos a lo largo de nuestra vida.

Está claro que con los años y las experiencias vividas vamos acumulando peso, cicatrices, heridas... y lo mismo que le pasa al cuerpo le ocurre a la mente y las emociones. Pero ¿cuántas de esas experiencias podemos evitar o sanar simplemente siendo más conscientes o prestando más atención a nuestros actos?

Aunque nuestro cuerpo funciona de una manera holística y perfectamente coordinada, a veces es importante prestar atención al estado de ciertos órganos que tienen un papel fundamental en nuestro bienestar. ¿Sabías que el hígado toma parte activa en más de quinientas funciones vitales del cuerpo y que es el principal responsable de la eliminación de toxinas y residuos de nuestro organismo? ¿Sabías que la ira, el enfado y el rencor se guardan precisamente en el hígado y que cuando estas emociones no están bien gestionadas, acaban deteriorando este órgano tan importante?

En este libro aprenderemos a potenciar la salud del hígado a través del protocolo depurativo que he desarrollado tras años de experiencia. Exploraremos el impacto de las toxinas en el cuerpo y su incidencia en nuestro estado físico y emocional, y descubriremos los grandes beneficios de la depuración hepática. Además, te guiaré paso a paso para que tú también puedas llevarla a cabo si lo deseas y no tengas ninguna duda durante el proceso.

Mi historia

Durante mis estudios universitarios de dietética y nutrición humana diseñé un sinfín de dietas, menús y planificaciones semanales para clientes con diferentes patologías clínicas, contando y considerando todas las calorías ingeridas y los niveles de cada uno de los nutrientes de las que estaban compuestas. Todo ello orientado y creado con la mejor intención, para recuperar y estabilizar la salud del paciente.

De entre todas las plantillas de dietas que acumulé hubo una, que en mi universidad llamaron «dieta hepática», que parecía ser muy efectiva para reequilibrar la salud del paciente. Consistía en una dieta blanda, bastante monótona, que se prescribía en periodos preoperatorios para minimizar los riesgos de la cirugía y, en cierta manera, para depurar el cuerpo eliminando líquidos retenidos y así reducir el riesgo de complicaciones cardiovasculares y lograr una mejor recuperación postoperatoria.

Como hago con todo lo que prescribo y recomiendo, quise probar también este protocolo para así poder hablar con propiedad, conocer lo duro o difícil que era seguirlo y poder compartir mi experiencia. No esperaba obtener ningún resultado físico, pues no padecía ninguna enfermedad, y *a priori* mi cuerpo no mostraba ningún síntoma de desequilibrio. La sorpresa fue mía cuando, a medida que pasaban los días (duraba tan solo cinco), veía que iba al baño con más frecuencia a orinar; estaba claro que estaba eliminando la retención de líquidos, y lo podía notar porque al final del día no tenía las pantorrillas y los tobillos hinchados. Me sentía la barriga muy deshinchada, y recuerdo despertar por la mañana con el vientre muy plano, sin hinchazón ni gases; me sentía saciada todo el día y veía más limpia la piel del rostro y de la espalda. También noté una mayor claridad mental y, en general, me sentí muy descansada.

Desde aquel entonces, ya hace más de once años, practico esta depuración un par de veces al año, sobre todo en los equinoccios (primavera-otoño) y tras temporadas de muchas comilonas y compromisos como son las fiestas navideñas. Con el tiempo, a raíz de la aparición de nuevos estudios e investigaciones, la he ido transformando y adaptando un poco más a mi filosofía «come limpio». Los beneficios obtenidos siguen siendo los mismos, y resulta ser más llevadera y variada que la dieta original, dentro de lo limitada y restrictiva que pueda parecer.

Estoy segura de que después de experimentar sus beneficios querrás repetir y de que, en los 365 días de cada año, encontrarás cinco para resetear y cuidar de tu salud. Así lo he sentido yo y muchos de los miles de personas que han pasado por ella dentro de mis programas grupales y sesiones individuales, y que repiten edición tras edición y año tras año. En todo caso, siempre podrás contactar conmigo escribiéndome a través de mi web o de mis redes sociales.

La importancia de depurar el cuerpo

Las toxinas son sustancias que tienen efectos nocivos en nuestro organismo. Un cuerpo sano procesa las toxinas a través de la piel, los pulmones, el hígado y los riñones, y las elimina a través del sudor, el aliento, la orina y las heces. Una nutrición y unos hábitos inadecuados pueden hacer que se acumulen toxinas en nuestro organismo y crear un ambiente favorable para la aparición de enfermedades.

Cada día nuestro cuerpo recibe toxinas provenientes del aire, del agua, de los productos de limpieza del hogar y de higiene personal... Y especialmente de los alimentos que consumimos. Y es que, en aras de aumentar la producción, las carnes rojas y los productos lácteos contienen cantidades peligrosas de hormonas. Por su parte, los cereales, las frutas y las verduras están cubiertos de pesticidas, herbicidas y otros agentes químicos. ¿Sabías que en el año 2004 y solamente en la Unión Europea se usaron 6.051 toneladas de sustancias activas en medicinas veterinarias?[1] ¿Y que en los cultivos de todo el mundo se utilizan más de mil plaguicidas, cada uno con efectos toxicológicos distintos?[2] Esto sin entrar en la agricultura transgénica, la comida basura y los alimentos procesados, repletos de conservantes, colorantes, saborizantes, antihumectantes, espesantes... Y un sinfín de sustancias químicas con nombres impronunciables que alargan falsamente la vida de estos productos y los hacen «más atractivos» a primera vista. Y ya ni hablemos de otros tóxicos comunes en nuestra sociedad, como el exceso de azúcar y de sal, o el abuso de la cafeína, el tabaco, los medicamentos y el alcohol.

Las toxinas interfieren en la función de los órganos vitales, dejan residuo ácido en el cuerpo y no permiten que nuestro organismo esté al cien por cien. Para protegerse del daño originado por estas sustancias contaminantes, nuestro cuerpo almacena las toxinas con las grasas, lejos de nuestros órganos vitales, en zonas como los glúteos, las caderas y los antebrazos. Entonces...

> *Para perder peso procedente de las grasas, primero*
> *tenemos que deshacernos de las toxinas.*

¿Qué puedo hacer?

Es obvio que no puedes vivir en una burbuja o en un mundo esterilizado, pero sí puedes mejorar la calidad de tu entorno. ¿Cómo? Incorporando algunas sencillas prácticas en tu día a día.

* **Añade plantas purificadoras del aire** dentro de casa. Según un estudio de la NASA de 1989,[3] y teniendo en cuenta los diversos contaminantes presentes en el aire, las características de las plantas y la facilidad para conseguirlas en el mercado, las mejores plantas son:

  * Potus (*epipremnum aureum*)

  * Espatifilo o flor de la paz (*spathiphyllum sp.*)

  * Palmera de bambú o palmera china (*raphis excelsa*)

  * Lengua de suegra o lengua de tigre (*sansevieria trifasciata*)

  * Árbol del caucho (*ficus robusta*)

* **Usa purificadores de aire con aceites esenciales** en las habitaciones. Los aceites esenciales de menta, lavanda, manzanilla, limón y eucalipto te permitirán refrescar y limpiar el aire de tu casa.

* **Utiliza productos de limpieza más naturales y orgánicos,** sin químicos. Aprende a elaborar tus propios jabones, y usa limón y vinagre para limpiar y desinfectar superficies.

* **Elige productos para el cuidado personal que estén libres de sustancias químicas y toxinas** como los parabenos. Recuerda que más del 60 % de lo que aplicamos en nuestra piel penetra hasta llegar al torrente sanguíneo. Así que procura utilizar cremas corporales, desodorantes, lociones y maquillajes lo más naturales posible.

* **Utiliza filtros de agua** en la ducha y en el agua de consumo, para retirar sabores y olores no deseados, cloro o metales pesados como el cobre y el mercurio. Algunos incluso eliminan virus y bacterias procedentes de la red pública.

* **Consume y aliméntate de forma sana, limpia y orgánica.** Incluye más vegetales y frutas frescas, preferiblemente de procedencia ecológica.

Otra práctica complementaria es llevar a cabo un proceso de depuración «asistida»: los famosos détox. Utilizo la palabra «asistida» porque es bueno recordar que nuestro organismo ya dispone de un mecanismo natural de depuración (así lo cuento y detallo en mi libro *Come Limpio*), y con los procesos depurativos conscientes lo único que haces es que esta «limpieza interna» se acelere y que, con ello, el proceso de depuración natural del cuerpo sea más efectivo.

Ampliando el horizonte de la ciencia

En la literatura científica actual, y desde la perspectiva de la medicina alopática (es decir, la medicina moderna que se aplica hoy en día en las clínicas y en los hospitales convencionales, en cuyos protocolos tienen un gran peso las intervenciones quirúrgicas y la administración de medicamentos), no existen muchos estudios sobre los efectos, los beneficios y la importancia de depurar el hígado.

Que un método aún no se haya probado científicamente no quiere decir que no se vaya a hacer algún día, o que no sea válido o efectivo. En este aspecto estoy muy de acuerdo con las palabras de David del Rosario, investigador pionero en el campo de la neurociencia, en su libro *La biología del presente*, donde expresa que actualmente existe una visión de la ciencia bastante cerrada, ya que se basa en el conocimiento de la época. Un buen investigador es consciente de que todo puede cambiar en cualquier momento; es aquel que indaga y explora con las nuevas tecnologías en territorios aún desconocidos, y no el que defiende un paradigma determinado y fijo en busca de tener la razón o la verdad absoluta. Podríamos cuestionarnos también por qué no se indaga en el estudio de otras metodologías, y por qué se está prescribiendo solo una, la alopática, como válida cuando en paralelo existen también otras metodologías llamadas «alternativas».

Por suerte, cada vez más, sí hay evidencia científica de los beneficios de seguir una alimentación más basada en plantas y de las propiedades de ciertos componentes en alimentos con propiedades depurativas y hepatoprotectoras. Medicinas milenarias como la medicina tradicional china cuentan con un gran bagaje en lo que respecta a tratar, preservar y cuidar los distintos órganos del cuerpo. Y aunque la ciencia actual ya empieza a estudiarla y considerarla,[4] consta de teorías y prácticas médicas que están fuera del paradigma convencional, y para entenderlas no se debe usar solo la mente, sino que hay que abrirse a entender y sentir desde otra perspectiva el mundo de la salud y el bienestar.

Más allá de lo físico

¿Qué supone para la salud el hecho de realizar una depuración o limpieza del organismo? Más allá de la parte estética que mucha gente espera, así como de los resultados cuantificables o visualmente demostrables a través de analíticas de sangre o de endoscopias, los procesos détox tienen un componente emocional y espiritual muy importante.

La alimentación es una herramienta muy potente. A través de la alimentación saludable, natural y consciente («comer limpio»), podemos impedir el consumo de muchas toxinas, evitar retener un peso innecesario y prevenir muchos trastornos de salud, sobre todo enfermedades degenerativas y con raíces inflamatorias. Comer limpio nos protege de la inflamación, del deterioro celular y de que se agraven o empeoren las situaciones de salud.

Tal como nos alimentemos, así nos sentiremos. Si comemos «limpio», nos estaremos ayudando a su vez a no agrandar ni inflamar malos pensamientos o preocupaciones. Nos ayudará a quitarnos peso de encima, así como los sentimientos retenidos en nuestros órganos. La energía del cuerpo fluirá, y todo lo que no nos pertenece mental y emocionalmente se drenará con mayor facilidad.

Nos ayudará a sentirnos más en calma y a no deteriorar aún más las relaciones o situaciones. A tener una mente más clara, más asertiva y más pausada. Una mente más despejada de nubes y más limpia de toxicidad.

> *«Ama a tu cuerpo, no por cómo luce,*
> *sino por todo lo que es capaz de hacer.»*

Las depuraciones o limpiezas que podamos hacer a través de la alimentación se dejarán ver en el plano físico, pero también afectarán directamente a nuestros pensamientos y emociones. Son una ayuda exprés para eliminar de forma más rápida todo lo acumulado. Y como siempre digo, e insisto, estas limpiezas son un agregado más a un estilo de vida saludable, que es lo más importante y la clave de la salud. La salud se cuida en el día a día, no solo en un proceso puntual.

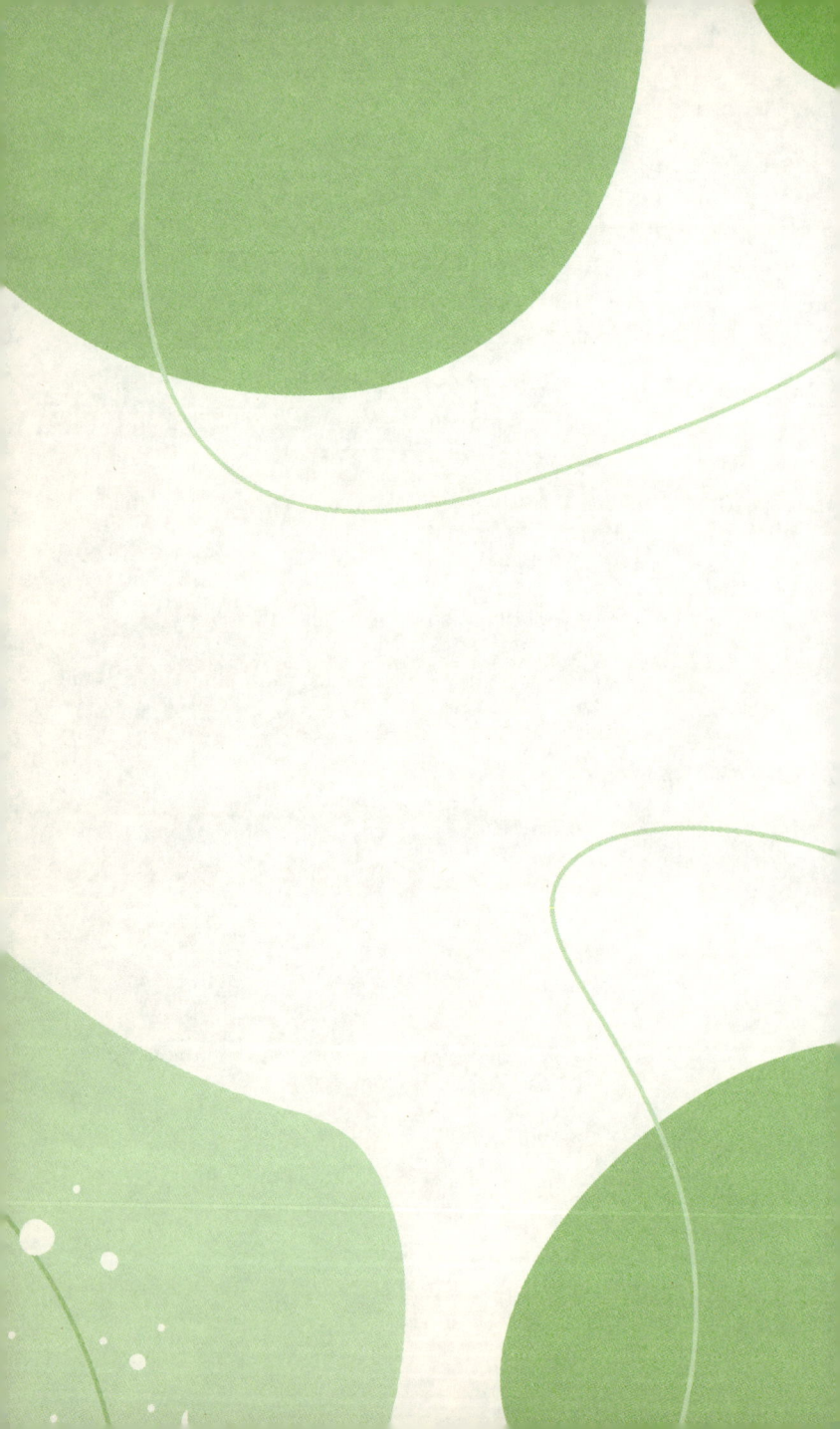

El hígado y su función en el cuerpo humano

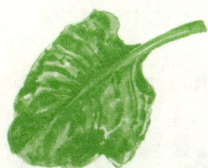

CAPÍTULO 1

Aunque el cuerpo funcione como un organismo holístico formado por muchos sistemas, es importante considerar el rol específico de algunos órganos para darnos cuenta de cómo afectan a nuestra salud en general.

En este libro nos centraremos en el hígado, el principal y mayor órgano de depuración y filtración del cuerpo. Así que vamos a conocerlo para entrar en contexto.

Anatomía y funciones del hígado

El hígado es el órgano que actúa como un filtro en nuestro organismo. Es el encargado de limpiar y depurar el cuerpo, filtrando continuamente la sangre y reteniendo las sustancias tóxicas que entran a través del tracto digestivo, la piel y el sistema respiratorio.

El hígado se localiza en el lado superior derecho de la cavidad abdominal, justo delante de la vesícula biliar. Está situado por encima del estómago, justo debajo del diafragma. Pesa entre un kilo y un kilo y medio, y es de un color rojo oscuro. Consta de dos lóbulos separados por una serie de ligamentos. Cada lóbulo tiene unos sublóbulos, que están interconectados mediante un complejo sistema de conductos que transportan la bilis producida en el hígado hacia la vesícula biliar y el duodeno.

El hígado recibe sangre oxigenada a través de la arteria hepática, así como sangre rica en nutrientes a través de la vena aorta. Este órgano forma parte del sistema biliar, que junto a la vesícula biliar y los conductos biliares se encarga de crear, transportar y almacenar la bilis para la digestión. También forma parte del sistema digestivo, y junto a otros órganos (estómago, páncreas e intestinos) es el encargado de digerir, absorber y metabolizar los nutrientes que comemos.

El hígado interviene en más de quinientas funciones vitales del cuerpo.[5] No voy a entrar en detalles sobre todas ellas, pero sí resaltaré las más importantes:

* Contiene el 13 % de la sangre de nuestro cuerpo en todo momento. Toda la sangre que sale del estómago y de los intestinos pasa por el hígado, que la procesa convirtiendo los nutrientes y medicamentos en compuestos más biodisponibles.

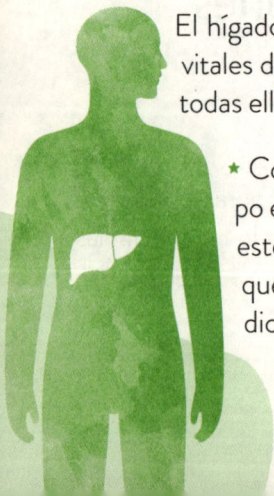

* Cuando la sangre pasa por el hígado, este equilibra su composición y produce bilis con los residuos. La bilis transporta estos residuos lejos del hígado para que este siga depurando la sangre.

* Es el principal órgano quemagrasas, ya que regula el metabolismo de los lípidos y expulsa la grasa del cuerpo a través de la bilis.

* Produce proteínas de la sangre necesarias para el plasma, que es el componente esencial de la sangre.

* Sintetiza el colesterol, que pese a su errónea mala fama, desempeña un papel crucial en el cuerpo. Es el precursor de la testosterona y los estrógenos (nuestras hormonas sexuales), forma parte de la estructura celular y contribuye a una buena salud neurológica. Me refiero en todo momento al colesterol endógeno, el que producimos, y no al que ingerimos con los alimentos.

* Elimina bacterias del torrente sanguíneo, algo esencial para la salud de nuestro sistema inmunológico. Además, un hígado saludable produce factores inmunológicos que combaten las enfermedades.

* Regula la coagulación de la sangre. La mala coagulación de la sangre puede llevar a trastornos de sangrado, y una coagulación excesiva podría provocar una trombosis o embolia.

* Depura el cuerpo, eliminando cualquier medicación peligrosa y otras sustancias tóxicas de la sangre.

* Almacena hierro, que procesa a partir de la hemoglobina.

* Convierte el azúcar en sangre (glucosa) y en glucógeno (energía almacenada).

* Regula los aminoácidos en la sangre.

Sustancias que dañan el hígado

Hay ciertos factores y sustancias, como los que figuran a continuación, cuyo impacto en nuestra salud hepática es evidentemente dañino.

* **Azúcares refinados.** Los alimentos y las bebidas con un alto índice glucémico (refrescos, pastelería, bollería o cereales refinados) no solamente elevan los niveles de glucosa, lo cual predispone a padecer diabetes tipo 2, sino que contribuyen a la acumulación de grasa en el hígado. Así lo respalda un estudio publicado en el *Journal of Hepatology* en 2018,[6] que afirmaba que tanto disminuir el consumo de bebidas azucaradas (refrescos y zumos de frutas envasados) como de alimentos con azúcares añadidos puede reducir, y mucho, la acumulación de grasa en el hígado.

* **Carnes rojas, grasas y procesados.** Todos ellos hacen que tu hígado trabaje más de la cuenta. En el hígado es donde

se fabrica la bilis, la responsable de descomponer las grasas. Así que si la cantidad de grasas que consumimos es muy alta, aumentamos el estrés oxidativo y, en consecuencia, el riesgo de inflamación.

* **Uso y abuso de medicamentos.** Los fármacos como el paracetamol, el ibuprofeno y los corticoides son de uso muy común, y cuando se toman sin prescripción médica, pueden ser muy dañinos para el hígado. Las sustancias tóxicas que se producen en el hígado durante su transformación pueden acumularse en él si se toman a dosis altas y con frecuencia.

* **Consumo de alcohol.** No hay una dosis mínima de alcohol que sea segura. El hígado necesita mucho tiempo para procesarlo. Por eso, cuanto menor (o nulo) sea su consumo, mejor.

* **Sobrepeso y obesidad.** Estos predisponen a desarrollar enfermedades hepáticas crónicas. De hecho, según un estudio publicado en *American Journal of Gastroenterology*, son uno de los factores más relevantes, pues en el 31% de los pacientes con fibrosis en el hígado, la obesidad era el único factor de riesgo.[7]

Sabiendo todas las actividades en las que está involucrado el hígado y conociendo las consecuencias de que este no se encuentre en un buen estado de salud, es fácil comprender la importancia que tiene cuidarlo. El objetivo de la alimentación «come limpio» es minimizar las toxinas en el cuerpo, lo cual apoya la función del hígado y te mantiene fuerte y saludable.

Disfunciones del hígado

¿Cuáles son los síntomas más comunes cuando el hígado no está en un estado saludable?

1. **Digestiones pesadas**, con sensación de pesadez, gases, digestiones difíciles y lentas, molestias intestinales y la sensación de tener el estómago «sucio». Incluso llegar a sentir náuseas después de comer platos grasosos.

2. **Cansancio crónico.** El hígado es el órgano que se encarga del metabolismo de los hidratos de carbono, las proteínas y los lípidos, así que es el principal responsable de obtener energía. Si el hígado está sobrecargado por exceso de toxicidad, nos sentimos más débiles, notamos más cansancio e incluso tenemos dolores de cabeza.

3. **Estreñimiento.** Un hígado con problemas provocará irregularidades en el tracto digestivo, y si ya padeces estreñimiento, entonces podría empeorar. Esto da lugar a halitosis (mal aliento) y a una lengua sucia (con moco blanco o amarillo).

4. **Aumento de peso.** La acumulación de toxinas en el hígado interfiere en su capacidad para ayudar a metabolizar las grasas, con lo cual dificulta los procesos que ayudan a eliminarlas del cuerpo. Así que por más «a dieta» que uno esté, le costará mucho perder peso.

5. **Olor corporal desagradable.** El hecho de no expulsar correctamente las toxinas hace que la sudoración sea más abundante y tenga un olor más intenso. El cuerpo trata de regular la temperatura, ya que esta sube en su «lucha» contra los agentes tóxicos y las bacterias.

6. **Acné quístico.** La aparición de granitos en el rostro en edad adulta puede indicar un problema hormonal con origen hepático.

7. **Reflujo.** Podría ser un indicador de que el hígado está cargado de toxinas. Cuando se alteran las funciones hepáticas, el pH de la sangre puede verse afectado y se genera un exceso de acidez. También se debilita el esfínter y se facilita el paso de los jugos ácidos hacia el esófago.

8. **Cambios anímicos.** Cuando el hígado está sobrecargado, es fácil que nos sintamos más irritables, nerviosos o decaídos.

¿Te reconoces en alguno de estos síntomas? ¿Padeces uno o más de ellos? Estás de suerte, porque con la depuración hepática que te presento en este libro podrás subsanarlos y despedirte de ellos.

¿Qué pasa cuando tu hígado no funciona correctamente?

«Las enfermedades hepáticas crónicas se sitúan entre las diez primeras causas de mortalidad en España. Y una de ellas, la cirrosis hepática, es responsable de más de ocho mil muertes al año», advierte el doctor José Miguel Rosales, vocal de la Fundación Española del Aparato Digestivo (FEAD).[8]

* Un hígado que no está sano puede obstruir el flujo de la bilis, lo cual resulta en una eliminación ineficiente de las toxinas.

* Asimismo puede fallar la eliminación de bacterias, lo cual lleva a un debilitamiento del sistema inmunitario.

* Puede fallar también la gestión y el aprovechamiento de los nutrientes, así como la depuración de los medicamentos.

* En casos extremos, en los que el hígado está sumamente dañado, se pueden desarrollar cicatrices llamadas «cirrosis» y provocar que este funcione de una forma precaria o que simplemente deje de trabajar.

* Actualmente, una de las patologías más comunes relacionadas con el hígado es la esteatosis, o enfermedad del hígado graso no alcohólica. Se trata de un trastorno hepático en el que hay un exceso de grasa almacenada en las células hepáticas. Según revisiones de la Clínica Mayo, afecta a un cuarto de la población en Estados Unidos.[9] Si no se trata a tiempo, puede desarrollarse una esteatohepatitis, una forma más agresiva, que puede desencadenar en cirrosis, aun en ausencia de consumo de alcohol. Aunque no suele tener síntomas o signos específicos, los más comunes son fatiga y dolor o molestia en la parte superior derecha abdominal. Si la enfermedad avanza, pueden verse otros

síntomas, como hinchazón abdominal (ascitis), vasos sanguíneos agrandados justo debajo de la superficie de la piel, bazo agrandado, palmas rojas o un color amarillento en la piel y en los ojos (ictericia).

El hígado y las emociones: limpieza emocional y más allá

Según la medicina tradicional china, cada órgano vital está emparejado o tiene un órgano acoplado. Uno de los dos tiene una naturaleza yin (está relleno y produce), mientras que el otro es yang (está hueco y recibe/almacena). El hígado, en concreto, se empareja con la vesícula biliar, receptora de la bilis. Si uno de los dos órganos está débil, afectará al otro. Y cabe remarcar que un elevado porcentaje de la población se somete a una cirugía de extracción de la vesícula, lo cual provoca una gran sobrecarga para el hígado, además de una mala gestión y digestión de las grasas.

Cuando el hígado o la vesícula, o ambos a la vez, están descompensados, se produce un estancamiento de su *Qi* (así es como se llama la energía en la medicina tradicional china), y se ven afectados sus funciones y su drenaje. Esto provoca dolores de cabeza, bruxismo, sofocos o calor constante, irritabilidad, irascibilidad, síndrome premenstrual, despertar inquieto entre la una y tres de la madrugada, etc.[10,11]

Además de la medicina tradicional china, también el ayur-veda y, más recientemente, la nueva medicina germánica y la biodescodificación muestran cómo cualquier emoción, sentimiento y situación traumática no gestionada correc-tamente en nuestra mente acaba somatizándose en nues-tro cuerpo mediante algún síntoma o signo físico. Y es que nuestras emociones tienen un efecto muy significativo en el hígado. Como menciona en su libro *Depuración corporal* el nutricionista argentino Néstor Palmetti, «el estado emo-cional y la claridad mental de una persona dependen de la libre circulación de la energía y la sangre. El hígado contro-la ambos factores y, por tanto, la estabilización del estado emocional».[12]

Las emociones que se almacenan en el hígado son el resenti-miento, la ira, el enfado, la frustración y el estrés diario, sen-timientos y energías de baja vibración que hieren este órgano. En los planos físico y mental, esto se traducirá en irritabilidad, dolores de cabeza, problemas digestivos y tensiones muscula-res en el cuello y los hombros.

¿Cómo podemos ayudar a descongestionar el hígado desde una variante más emocional?

¡Exprésate! Aprende a gestionar tus sentimientos y emocio-nes. Reconoce la raíz de todos ellos y comunícalos; aunque duelan o sean incómodos, deben salir a la luz. Cuanto más profundo y más tiempo te los guardes, más explosiva será su somatización en tu cuerpo.

Practica la compasión, la paciencia y el perdón. Si no sientes que sea aún el momento para compartirlos con alguien, ponlos por escrito. Vacía tus emociones en una libreta, no te las guardes, pues son corrosivas y te lastimarán más temprano que tarde.

Sal al aire libre, camina con los pies descalzos por el césped o la tierra, y piérdete en el bosque para sintonizar con su frecuencia, ya que esto te ayudará a recuperar tu armonía.

En paralelo, acompaña todo esto con una correcta alimentación enfocada a nutrir y depurar el hígado como la que te propongo en este libro.

Así que antes de decir que alguien es ansioso o está estresado, ¿no sería más correcto decir que esa persona está intoxicada? Antes de medicarse, ¿no sería mejor desintoxicarse?

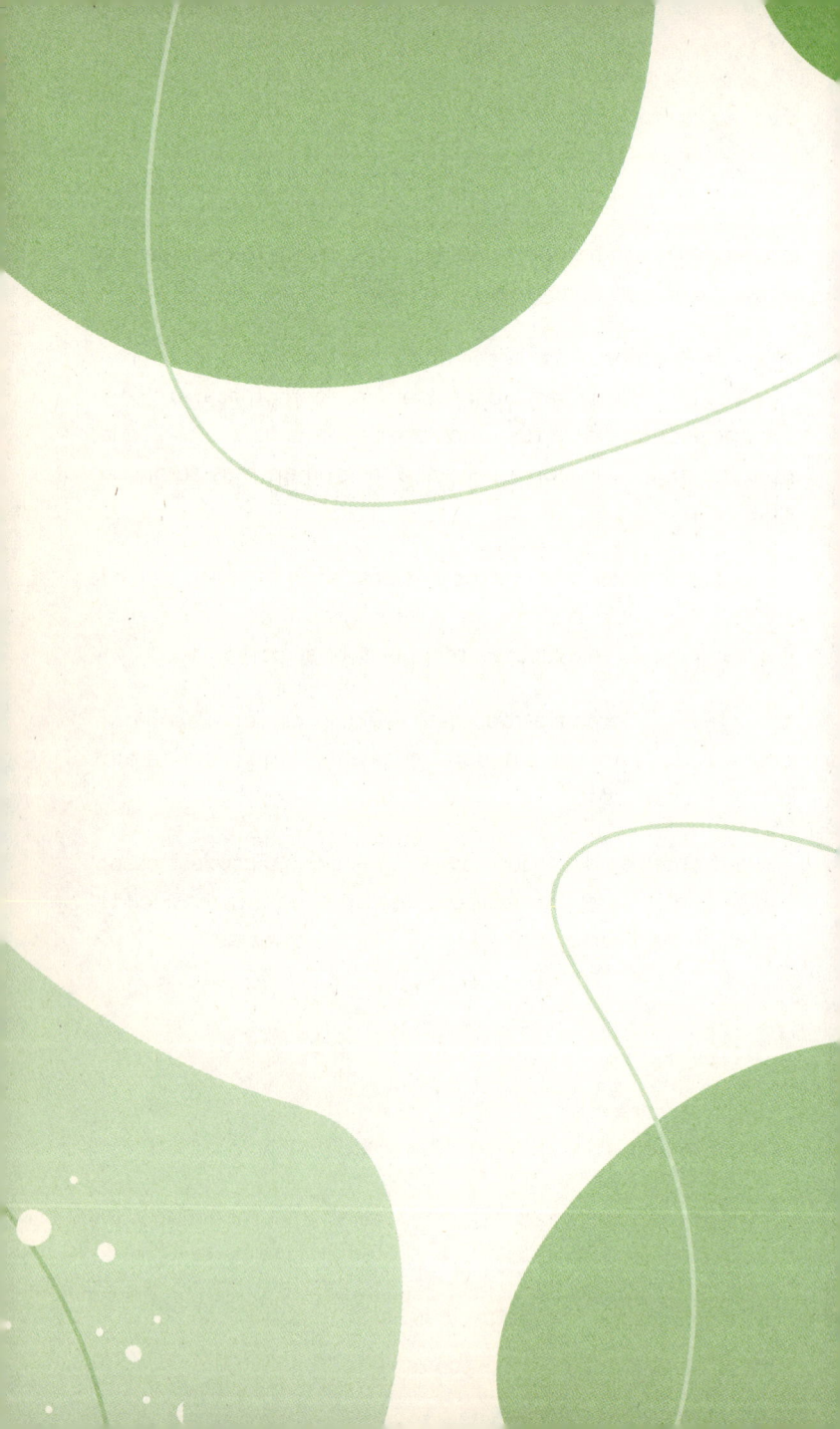

La depuración hepática

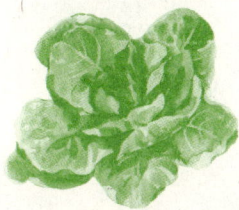

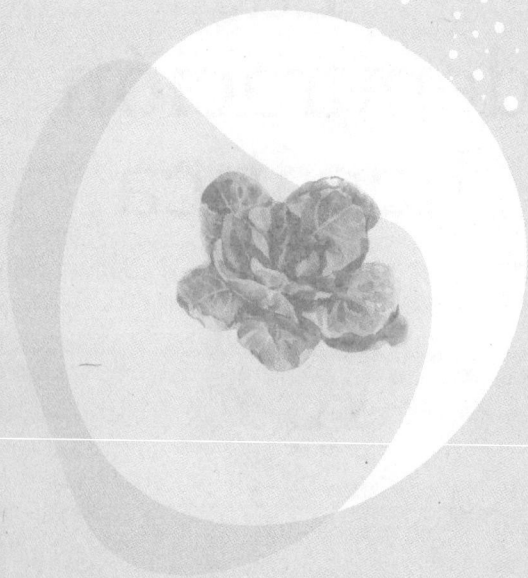

CAPÍTULO 2

Orígenes y bases de mi protocolo

. . . .

Más adelante te contaré con detalle cómo seguir mi protocolo de depuración hepática. Pero déjame adelantarte algo...

A priori, este protocolo es muy sencillo, y es una clara demostración de que el alimento puede ser tu medicina. Así como un médico alópata puede recetarte una tanda de antibióticos o antiinflamatorios para subsanar una enfermedad hepática, yo te recetaré cinco días en los que seguirás una alimentación estricta a base de arroz integral, verduras de color verde, caldos vegetales e infusiones.

¿Fácil, no? Sí, la verdad es que este protocolo no tiene ningún truco de preparación, es muy práctico a la hora de cocinar, es muy fácil llevar la comida al trabajo y durante cinco días no tienes que pensar en qué comer ni en qué prepararte porque lo tendrás claro. Puedes preparar el arroz y el caldo con antelación, el día antes de empezar con el protocolo, y guardarlos en el frigorífico. El arroz te puede durar cuatro días tranquilamente sin estropearse y el caldo, unos dos días.

Ahora bien, lo que hace que esta rutina sea retadora es que no utilizaremos ni sal ni aceite en los platos, aunque sí todo tipo de especias y hierbas aromáticas potenciadoras del sabor, y que, además, te hará experimentar un cambio en tu actitud y energía. Tendemos a llevar una energía muy yang (muy fuego y picante) en la ajetreada vida que seguimos, y estos cinco días nos proporcionarán, a través de los alimentos, una energía muy yin, más fría, relajante y calmante. Esto dará paso a la introspección, a empezar a sentir más y a ser más sensibles a los olores, las luces y las emociones. Es fácil que nos veamos más alterados o irritables, lo cual está bien, ya que es parte del proceso de desprendernos de la «suciedad emocional» que nos sobra a la vez que realizamos una depuración física. Cuando estas emociones estancadas en la cueva de nuestro cuerpo salen para ser expulsadas, hacen ruido para hacerse notar.

Por último, también puede surgir hambre emocional y el deseo de buscar placer en los alimentos. Por ejemplo, que te entren ganas de comer una fresa, un alimento saludable y nutritivo, pero que no está permitido durante esos días. Recuerda que «el fruto prohibido es el más querido».

Recomiendo poner en práctica este protocolo una o dos veces al año. Los momentos más indicados suelen ser los cambios de estación, sobre todo los equinoccios, y en concreto, el de primavera, cuando salimos del largo invierno, donde tendemos a acumular, y es bueno eliminar para prepararnos para la época calurosa del verano. Otro momento en el que suelo indicar hacer esta depuración es tras una temporada en la que haya habido bastantes comilonas, como son las fiestas de navidad y fin de año. Es muy bueno poder darle un respiro y un descanso al cuerpo tras comilonas copiosas y alguna copita de vino o champán de más...

En caso de querer ponerla en práctica con más frecuencia, es bueno que consultes primero con un especialista en nutrición o que contactes conmigo para conocer tu caso en concreto y poder indicarte qué hacer.

Raíces macrobióticas

Al estudiar diferentes medicinas y filosofías de alimentación, descubrí que el protocolo de depuración hepática tenía unas bases muy parecidas a las doctrinas de Oshawa, el padre de la macrobiótica, la filosofía asiática de la alimentación que también busca el equilibrio yin-yang.

Yo nunca he practicado esta forma de alimentarme, ya que tiende a cocinar todos sus ingredientes y, en lo personal, prefiero seguir una alimentación más rica en vegetales y frutas frescas, porque a mí me hacen sentir bien. Sin embargo, sí me resultó muy interesante su propuesta de la dieta n.º 7, que definió para casos de emergencia y para momentos de enfermedades radicales.

No se trata de expulsar piedras...

Durante este protocolo no esperes excretar piedras, no... te lo aclaro y confirmo porque cuando se habla de limpieza hepática, hay quien lo asocia con el protocolo del terapeuta alemán Andreas Moritz. En este protocolo no debes esperar expulsar cálculos a través del recto.

No se trata de adelgazar...

El propósito de esta depuración no es perder grasa corporal, sino limpiar el organismo. A raíz de seguir un protocolo con una alimentación tan limpia, antiinflamatoria y fácil de digerir, nos sentiremos más livianos, eliminaremos cualquier retención de líquidos y se irá movilizando y expulsando la grasa que tenemos acumulada en el cuerpo y que envuelve las partículas tóxicas a medida que vayamos limpiando nuestro cuerpo de toxinas. Como resultado, es muy probable que perdamos peso, sí. No es el fin, sino que es parte del camino de buscar el mejor estado de salud para tu cuerpo.

¿Pérdida de masa muscular?

Durante estos cinco días, la ingesta de proteína será muy reducida, con lo que es posible que exista una pequeña pérdida de masa muscular. Sin embargo, los beneficios que puede aportar esta depuración hepática compensan esta reducción, que podrás recuperar *a posteriori* incrementando el consumo de proteína a tus niveles recomendados según tu talla y ejercitando la musculatura.

Beneficios de la depuración hepática

En los más de diez años que llevo realizando depuraciones hepáticas he podido comprobar de primera mano los beneficios tanto en mi cuerpo como en mi mente. En el capítulo 7 podrás leer los testimonios de algunos de mis pacientes que han decidido compartir su experiencia, pero ahora quiero contarte los beneficios más evidentes. Son los que más han reportado los miles de personas que han puesto en práctica este protocolo bajo mi guía y que tú también puedes esperar:

* Reducción de volumen.

* Eliminación de la retención de líquidos.

* Disminución o desaparición de la celulitis.

* Pérdida de peso (en caso de sobrepeso).

* Desinflamación.

* Digestiones más ligeras.

* Piel más limpia y libre de impurezas, y eliminación de algunas líneas de expresión.

* Más enfoque y claridad mental.

* Descanso y sueño más profundo.

* Más energía.

En el plano bioquímico también se han podido observar beneficios en distintos parámetros:

* **Regulación de las concentraciones de glucosa en sangre y menor resistencia a la insulina.** En casos de prediabetes hemos podido eliminar los síntomas. En casos de diabetes, en tan solo cinco días hemos tenido que disminuir y ajustar la medicación, incluso si se trataba de diabetes tipo 1 (cuando el propio páncreas no produce insulina o la secreción es mínima). Esto se debe a que los niveles de grasa y proteínas ingeridos son muy mínimos, con lo cual se facilita la absorción de la glucosa en sangre, sin provocar una impermeabilidad de la membrana celular. Lo que ocurre es que la grasa y la proteína pueden dificultar el traspaso de la glucosa del torrente sanguíneo al interior de las células; la grasa puede crear una capa impermeable en las paredes arteriales y el exceso de proteína contribuye al endurecimiento de la membrana celular, con lo cual resulta más difícil que esta se pueda atravesar. Además, la presencia de grasas saturadas en el torrente sanguíneo inhabilita la producción de las células beta (las encargadas de producir insulina en el

páncreas). Este mecanismo lo describe muy bien el doctor Michel Greger, en su plataforma educativa *Nutrition Facts* y en su libro *Comer para no morir*.[13, 14, 15]

★ **Disminución de las concentraciones de triglicéridos y colesterol en sangre**.[16] Dado que el cuerpo los produce y los gestiona desde el hígado, si este se encuentra más descongestionado, puede procesarlos mucho mejor. Durante esta depuración aliviamos la carga de azúcares simples, grasas saturadas y proteínas en el cuerpo.

★ **Regulación de la presión arterial** y, con ello, disminución del riesgo de padecer enfermedades cardiovasculares.[17]

★ **Eliminación de los líquidos retenidos** y reducción del volumen y de la inflamación por el efecto diurético de los caldos y las verduras que ingerimos durante la depuración. Durante el protocolo de cinco días se orina más de lo normal.

★ **Pérdida de masa grasa**. El cuerpo almacena el exceso de tóxicos envolviéndolos en grasa. Durante el proceso depurativo se moviliza la grasa corporal y se eliminan toxinas, con lo cual el organismo ya no necesita esta grasa que nos estaba protegiendo del efecto nocivo de las toxinas y se desprende de ella con más facilidad. (Durante el proceso depurativo, y *a posteriori*, se pierde peso debido a la eliminación de líquidos y grasa corporal.)

Indicaciones y contraindicaciones

No existen contraindicaciones en caso de cáncer (a excepción del cáncer hepático o biliar), celiaquía o alergias. Sin embargo puede haber contraindicaciones en los siguientes casos.

Embarazadas y lactantes

Cualquier plan de alimentación que cree un efecto depurativo considerable está totalmente contraindicado en mujeres embarazadas y en madres lactantes con hijos cuya alimentación se base exclusivamente en la leche materna o en un porcentaje superior al 70 %. Las glándulas mamarias son una vía de expulsión de toxinas, que no queremos trasladar al organismo de nuestro hijo.

Por otra parte, someter al cuerpo a una depuración no solamente nos remueve físicamente, sino que también lo hace de forma emocional. Durante la depuración hepática nos podemos sentir más irritables, sensiblonas, o incluso un poco ansiosas, y para nada queremos transmitir este estado al bebé con el que tenemos una conexión tan estrecha.

En las mujeres que están menstruando no existe ninguna contraindicación, aunque la mejor semana para hacer una depuración o iniciar una dieta es en la segunda fase del ciclo menstrual, la preovulación, es decir, después del sangrado. En esta fase, la mujer se encuentra con más energía, con un apetito más controlado y con mayor fuerza de voluntad.

Hipertensión/hipotensión

Aquellas personas con hipertensión que estén tomando medicación para regularla deben tener precaución, pues uno de los efectos más notables de esta depuración es la normalización de la presión arterial. Así que si tomas algún medicamento para reducir la hipertensión, no quieres que se sumen los efectos y que la presión arterial baje más de lo normal. Te aconsejo que midas y controles tu presión a diario y seas crítico a la hora de determinar si necesitas añadir un poco de sal a tus preparaciones culinarias o incluso, bajo la supervisión de tu médico, reducir la dosis de tu medicación.

En caso de tener hipotensión, o tendencia a tener la presión baja, y experimentes algún ligero mareo asociado a ello, te aconsejo que añadas un poco de sal de calidad (sal del Himalaya o sal marina) a tus platos desde el primer día.

Diabetes

Puedes realizar esta depuración siempre que lo hagas bajo la supervisión de un nutricionista o médico para poder ajustar tu medicación. Yo te puedo guiar.

Hipotiroidismo

En este caso sí se podrá realizar la depuración de cinco días, pero será muy recomendable tomar infusiones de jengibre para acelerar el metabolismo y «calentar» el organismo, pues el efecto yin del protocolo enfría demasiado el cuerpo de una persona cuyo metabolismo ya tiende a ir lento de por sí.

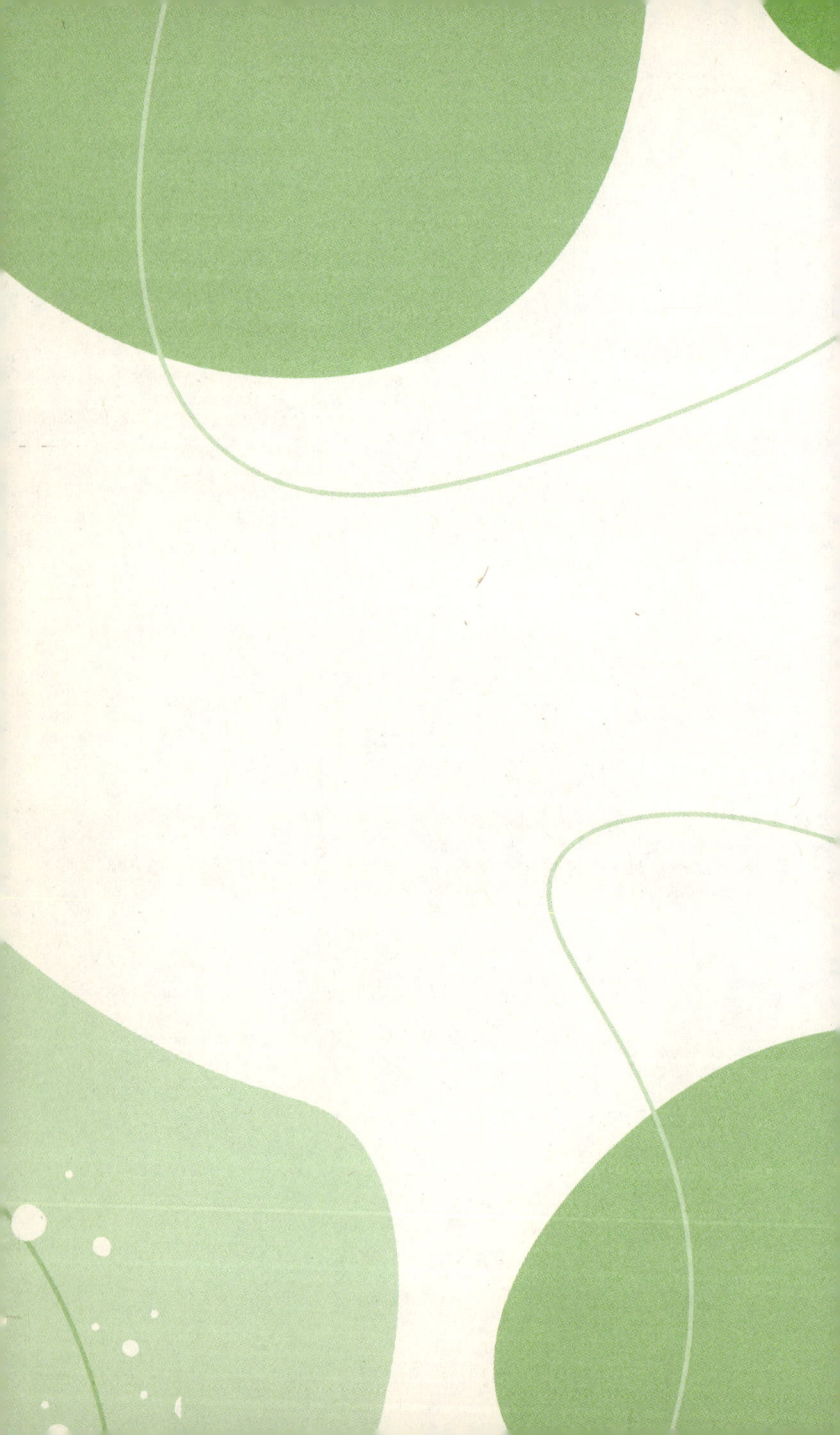

Preparar el cuerpo para la depuración

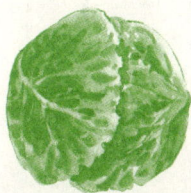

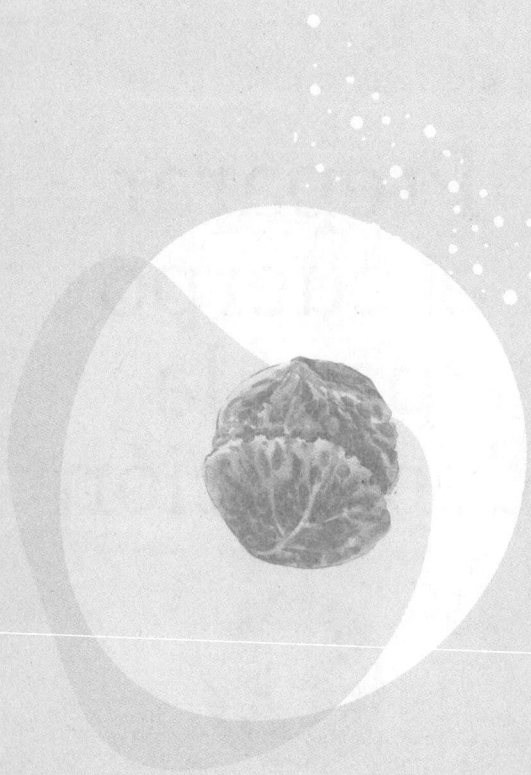

CAPÍTULO 3

Antes de empezar cualquier proceso depurativo es bueno preparar el cuerpo, de tal manera que podamos evitar al máximo, o en la medida de lo posible, experimentar síntomas détox que pueden llegar a ser muy incómodos. Para ello, siempre aconsejo empezar por limpiar la alimentación como mínimo una semana antes del proceso depurativo, implementando nuevos hábitos y eliminando ciertos alimentos que pueden estar ensuciando o inflamando tu organismo. En general, nos centraremos en alimentos frescos y livianos, y sacaremos los pesados y los procesados.

A continuación veremos qué cambios es bueno implementar antes de practicar esta depuración:

1 **Tomaremos un vaso de agua tibia con unas gotitas de zumo de limón cada mañana en ayunas.**

Esto nos ayudará a hidratarnos a primera hora de la mañana y nos proporcionará un efecto refrescante, nos dará una dosis de vitamina C al despertar y dejará un residuo alcalino y antiinflamatorio en nuestro organismo.

2 Eliminaremos el café.

Sé que es una cuestión un tanto delicada, pero te animo muchísimo a que si no puedes vivir sin café, aproveches la oportunidad que te da esta limpieza hepática para terminar con tu adicción. Esto no quiere decir que nunca jamás vuelvas a probar su delicioso sabor, sino que no dependas del café para despertar o «encender tu batería». De verdad, te garantizo que es posible. Uno puede desengancharse y sentirse ligero y con mucha vitalidad sin tomar café. Sin ir más lejos, esto fue lo que me sucedió a mí en 2011 cuando dejé el café matutino (sin el cual no era persona) y lo sustituí por los zumos y batidos verdes, los cuales me daban (y siguen dando) energía de la buena.

3 Empezaremos a incorporar zumos y batidos verdes en el día a día.

Ya sea en el desayuno, a media mañana o para merendar.

4 Eliminaremos el azúcar y los productos con azúcares añadidos, así como cualquier tipo de producto procesado o refinado con una lista interminable de ingredientes.

¿Sabías que la lista de ingredientes de un alimento envasado está ordenada de mayor a menor contenido dentro del producto? ¿Y que, en muchas ocasiones, las primeras posiciones las ocupan, precisamente, los azúcares refinados? Fíjate en los ingredientes que componen los productos envasados que

tienes en casa o que consumes de forma habitual y toma conciencia de qué es lo que estás introduciendo en tu organismo.
El azúcar, las harinas y los aceites vegetales refinados son de
los que más predominan.

5 Eliminaremos de forma gradual los alimentos de origen animal: primero la carne, luego los huevos y, final-
mente, el pescado.

Las fuentes de proteínas animales se asocian a una mayor toxicidad, ya que los compuestos tóxicos y químicos tienen una
mayor afinidad por unirse a las grasas. La carne, los huevos, los
lácteos y, en menor cantidad, el pescado son fuentes ricas de
grasas saturadas.

6 Dejaremos de añadir sal a los alimentos.

La sal (cloruro sódico) es uno de los principales factores exter-
nos de hipertensión en la población. El consumo de sal provoca
retención de líquidos en el cuerpo, al mismo tiempo que genera deshidratación en nuestras células. El sodio, como mineral, es importante para el buen funcionamiento del organismo,
pero lo encontramos de forma natural en la mayoría de los alimentos que consumimos, así que no es indispensable agregar
a nuestras comidas un aporte extra.

7 Eliminaremos los lácteos (leche, yogures, quesos y
postres que los contengan).

Existe mucha literatura actual sobre los efectos negativos del consumo de este grupo de alimentos, por ser precursores de la inflamación, de ciertos tipos de cáncer, de molestias digestivas, de problemas en la piel, de trastornos respiratorios o de descalcificación, entre otros...[18] Si quieres indagar más en el tema, te recomiendo leer el libro *El estudio de China*, de mi profesor Thomas Colin Campbell, y el interesantísimo *La trampa del queso*, de otro de mis profesores, el doctor Neal Barnard.[19, 20] Además, en mi blog he publicado un artículo donde describo en varios puntos los motivos por los que parte de la población no defiende el consumo de este producto de origen animal; se titula «¿Leche? ¡No, gracias!».[21]

8   Eliminaremos el gluten (presente en harinas, pasta y panes hechos con trigo, cebada o centeno, básicamente).

El gluten es una proteína que se encuentra en estos cereales de constitución más dura, que, por lo tanto, cuesta más digerir. Además, como su nombre indica (la palabra *gluten* en latín significa «pegamento»), esta proteína puede pegarse a las paredes del sistema digestivo y provocar irritación e inflamación. En los últimos años no solo se ha detectado un incremento de las personas celíacas (con una reacción autoinmune al gluten), sino que también han aumentado los casos de personas con hipersensibilidad al gluten. Estas personas dan negativo en las pruebas de celiaquía, pero su organismo sufre reacciones parecidas al consumirlo, como diarreas, estreñimiento, acné o inflamación generalizada.

Todas las indicaciones son acumulativas y las iremos incorporando día tras día durante la semana previa a la depuración. Además, son hábitos que te recomiendo que te plantees conservar (si no todos, una gran parte) tras finalizar la depuración para mantener una alimentación limpia.

> **RECUERDA:** En el diario que encontrarás en el capítulo 8 te voy guiando para que incorpores poco a poco estos cambios durante siete días y así prepares tu cuerpo antes de iniciar la depuración hepática.

Alimentos incluidos en la depuración

La visión energética de la medicina tradicional china califica los alimentos, según sus propiedades, en duros, secos, fríos, húmedos o calientes. El efecto sobre el cuerpo u órgano será de contracción o recolección. También hay alimentos que tienen una energía ascendente y otros, descendente, o incluso pueden contener ambos tipos de energía (por ejemplo, la raíz de la zanahoria, la parte anaranjada, tiene una energía descendente, mientras que las hojas y los tallos verdes tienen una energía ascendente).

Los alimentos que nutren el hígado son de energía ascendente. Entre otros, nos referimos a alimentos de sabor amargo, pues este sabor ayuda a liberar el estancamiento del hígado, y de color verde, ya que es el color que corresponde a este órgano.

Así que serán favorables para el hígado los cereales integrales (como el arroz, la quinoa y el mijo); los vegetales de hoja verde (como la kale, el repollo, los berros, las hojas de mostaza, las hojas de rábano, el diente de león o la lechuga); las algas marinas; los brotes y los germinados; las hierbas aromáticas (mejor frescas), los alimentos fermentados y los alimentos de sabor agrio. Dentro de esta última categoría entran, por ejemplo, el chucrut, el limón o la manzana verde. Por cierto, ¿sabías que si no te gusta el sabor agrio, normalmente quiere decir que lo necesitas?

La medicina china hace mucho hincapié en dos directrices alimentarias relacionadas con la buena salud del hígado:

* Cenar de dos a tres horas antes de acostarnos.
* Llenar el estómago hasta un 80 %. No quedarnos nunca llenos del todo cuando comemos.

Por eso son dos hábitos que incluimos en un estilo de vida y nutrición saludable.

Durante el proceso de depuración hepática seguiremos una alimentación cien por cien basada en plantas. En general, nos centraremos en alimentos frescos y livianos, y eliminaremos los pesados y los procesados. Verás que se usa poca variedad de ingredientes y que estos están exclusivamente enfocados a la limpieza del hígado.

Cereal integral

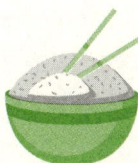

Serán el alimento básico: arroz integral, arroz rojo, quinoa, trigo sarraceno y copos de avena (preferible etiquetada sin gluten). Los cereales integrales suelen contener grandes cantidades de potasio, un mineral que nos ayudará a eliminar líquidos y toxinas. Además, son ligeramente acidificantes, por lo que drenarán la grasa del sistema linfático y nos limpiarán el hígado.

> **RECUERDA:** Elegir preferiblemente siempre cereales sin gluten.

Deberás elegir un solo tipo de cereal para prepararte los platos de los cinco días de la limpieza hepática. No los podrás combinar, a excepción del arroz integral con el arroz rojo, que sí podrás intercalar. Es preferible quedarse con un mismo tipo de cereal para que durante esos cinco días el sistema digestivo genere las mismas enzimas digestivas. Cada cereal tiene una composición nutricional diferente, tiene más o menos aminoácidos, así que es mejor no hacer variaciones para darle el menor trabajo posible a tu organismo.

Te recomiendo usar el arroz porque es el que se usa tradicionalmente y con el que se han podido estudiar más casos en los que se han visto sus beneficios. Además, es el cereal que menor cantidad de proteína contiene, con lo que da un respiro extra al hígado.

¿Qué pasa con el arroz y el arsenio?

Una serie de noticias alarmantes han querido demonizar el arroz considerando su contaminación por arsénico. El arsénico es un elemento químico que podemos encontrar en la naturaleza, se considera un metal pesado y, en ciertas cantidades, es tóxico para el cuerpo humano: se acumula en el organismo cuando lo ingerimos y puede llegar a conllevar serios problemas de salud. La mala noticia es que se encuentra en prácticamente todos los alimentos. La buena es que por comer arroz integral no te vas a intoxicar tan fácilmente.

Para empezar, el reglamento de la Unión Europea controla estrictamente el arsénico y sus cantidades en los alimentos, así que todos los productos comercializados dentro de la UE están por debajo de estos números. Además, los beneficios que nos aporta el arroz integral son mayores que los daños de las pequeñas cantidades de arsénico que pueda contener. Por último, durante la depuración hepática estaremos acompañando el arroz con otros ingredientes con propiedades altamente depurativas.

El arroz con más índice de contaminación por arsénico es el procedente del sudeste asiático. Asegúrate de que sea de cultivo orgánico y de procedencia más local, y límpialo y remójalo antes de cocinarlo para eliminar los residuos de este metal que pueda contener.

Caldo vegetal

Para contrarrestar el efecto acidificante del arroz, beberemos un vaso de caldo vegetal unos quince minutos antes de la comida y de la cena. Su preparación es sencilla y barata, pues para un litro de caldo solamente necesitas una cebolla, dos ramas de apio y cinco ramitas de perejil (además de agua, claro). Además, podrás reaprovechar las verduras añadiéndolas al cereal principal que elijas para tus platos.

La receta es para un litro, que fácilmente podrás tomar en un solo día. También la encontrarás en la p. 206. Duplica o multiplica los ingredientes dependiendo de la cantidad de caldo que prepares a la vez.

Ingredientes para 1 litro de caldo vegetal

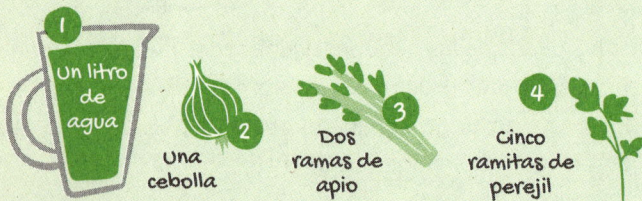

① Un litro de agua

② Una cebolla

③ Dos ramas de apio

④ Cinco ramitas de perejil

Preparación:

1. Hervir todos los ingredientes con el agua durante unos 30-40 minutos. Se conservará bien en la nevera unos 3-4 días.

2. Para que se conserve mejor añádele unas gotitas de zumo de limón. Separa las verduras del caldo y úsalas para mezclar con el cereal en alguno de tus platos.

Zumos verdes

Esta bebida nos aportará antioxidantes, enzimas y mucha micronutrición, ya que contiene vitaminas y minerales que contribuirán al proceso general de depuración del organismo. Puede prepararse en formato de zumo o de batido, y puedes dejarla listo la noche anterior si por la mañana no tienes tiempo o resulta demasiado ruidoso. Guárdala en un tarro o botella bien cerrada en el refrigerador y evita que le dé la luz del sol.

Es opcional, si bien sumamente recomendable, tomar el zumo verde en ayunas durante la depuración. En caso de no hacerlo, toma una infusión o té verde en ayunas.

Ingredientes para un vaso grande

Serán exclusivamente los siguientes, sin ninguna variante:

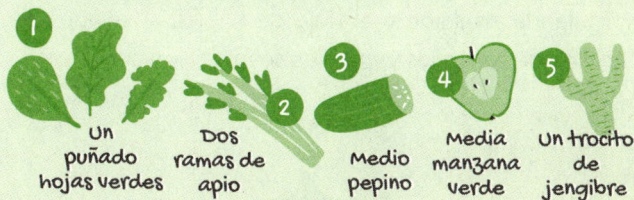

1 Un puñado hojas verdes **2** Dos ramas de apio **3** Medio pepino **4** Media manzana verde **5** Un trocito de jengibre

Las hojas verdes pueden ser: espinaca, lechuga, diente de león o col kale. El jengibre será como la uña del dedo pulgar.

Preparación:

Verter todos los ingredientes en un extractor de zumos y licuar hasta obtener una bebida homogénea. Si no tienes extractor de zumos, puedes preparar un batido agregando 100 ml de agua a la mezcla y pasando el batido por un colador o malla para preparar quesos con el fin de extraer su fibra y que la bebida quede más fina, no tan fibrosa. Te resultará más agradable para beber.

Vegetales de hoja verde

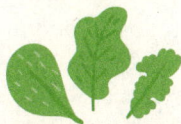

La rúcula, las hojas de diente de león, las espinacas, las hojas de mostaza y la achicoria también contienen numerosos

compuestos de limpieza que neutralizan los metales pesados que pueden estar atrapados en el hígado. Las verduras de hoja verde también eliminan los pesticidas y herbicidas del cuerpo, y estimulan la creación y el flujo de la bilis. A ser posible, es preferible que todos los vegetales sean ecológicos.

Ajo

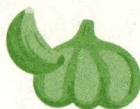

Contiene numerosos compuestos con azufre que activan las enzimas hepáticas responsables de la eliminación de las toxinas del cuerpo. Junto con la cebolla, también contiene glicina y selenio, dos nutrientes que ayudan a proteger al hígado del daño tóxico.[22] Podrás usar el ajo en polvo o entero para sazonar tu arroz.

Infusiones

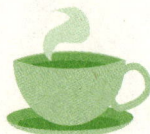

Nos mantendrán hidratados y tendrán propiedades antiinflamatorias y drenantes. Busca infusiones hepatoprotectoras, como las que contengan salvia, alcachofa o cardo mariano, e infusiones diuréticas depurativas que contengan diente de león o boldo.

Cúrcuma

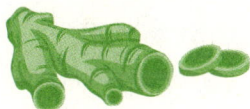

Es una especia muy antiinflamatoria y protege activamente el hígado contra el daño tóxico, e incluso regenera las células dañadas presentes en este. Es una fantástica alternativa natural a los medicamentos antiinflamatorios o analgésicos que dejan residuos tóxicos en el hígado.

RECUERDA: En caso de dolor de cabeza, puedes disolver media cucharadita de cúrcuma en polvo con una pizca de pimienta en agua y tomar la mezcla como si fuera un chupito, o bien tomar una cápsula de cúrcuma (la encontrarás en tu tienda de dietética).

Otros vegetales

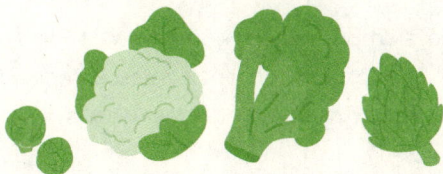

Las verduras crucíferas (brócoli, coliflor, repollo, col lombarda, coles de Bruselas), la remolacha y la alcachofa son otros vegetales que nos ayudarán a estimular la producción de bilis y a depurar el hígado.

En caso de no encontrar algún vegetal de la lista de la compra o preferir otros, puedes usar otros de color verde, y todo tipo de crucíferas (como las mencionadas en el párrafo anterior). Otros vegetales que puedes incluir serán aquellos blancos, como la cebolla y el rábano, así como todo tipo de setas y algas (vegetales de agua dulce o salada).

Tortitas de arroz

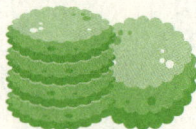

Son el comodín si tienes hambre a media mañana o media tarde, y muy prácticas para llevarlas al trabajo. Elígelas sin sal y, por supuesto, sin chocolate o yogur. Las encontrarás fácilmente en el supermercado.

En todo caso, siempre puedes comer arroz suelto cuando tengas hambre. Las tortitas son opcionales. El equivalente a una taza y media de arroz serían unas seis tortitas.

Lista de la compra para los cinco días de depuración hepática

Si no encuentras los ingredientes específicos porque están fuera de temporada o simplemente no dispones de ellos, puedes elegir vegetales verdes de temporada que encuentres fácilmente en el mercado. También es posible que te sobre una parte, como será el caso del cereal que elijas. En cualquier caso, son ingredientes que podrás aprovechar y utilizar pasada la depuración hepática.

- ☐ **2 kilogramos:** arroz integral o rojo / quinoa / trigo sarraceno / copos de avena
- ☐ **1 paquete:** tortitas / galletas de arroz integral (opcional, por su cómodo transporte)
- ☐ **1 pieza:** ramo de apio
- ☐ **7 piezas:** cebollas
- ☐ **1 ramillete:** perejil
- ☐ **1 pieza:** ensalada de lechuga mixta
- ☐ **1 ramo:** espinacas frescas o congeladas
- ☐ **1 pieza:** raíz de remolacha / betabel
- ☐ **1 pieza:** brócoli fresco o congelado
- ☐ **2 piezas:** pimientos / chiles verdes
- ☐ **6 piezas:** espárragos verdes gruesos

- ☐ 1 puñado: champiñones laminados
- ☐ ¼ de pieza: col blanca / repollo
- ☐ ¼ de pieza: col lombarda
- ☐ ½ pieza: coliflor
- ☐ 2 piezas: calabacín
- ☐ 200 gramos: guisantes frescos o congelados
- ☐ 100 gramos: judías verdes / habichuelas
- ☐ 1 frasco: ajo en polvo
- ☐ 1 frasco: cúrcuma en polvo
- ☐ Al gusto: infusiones variadas
- ☐ 1 paquete: semillas de chía o lino (opcional)

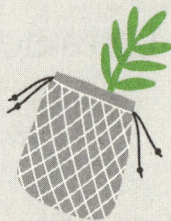

Si optas por tomar el zumo verde en vez de una infusión en el desayuno, recuerda añadir estos ingredientes a la lista de la compra anterior.

- ☐ 5 puñados: hojas verdes (espinacas, lechuga, diente de león, col kale)
- ☐ 10 ramas: apio
- ☐ 2 ½ piezas: pepino
- ☐ 2 ½ piezas: manzana verde
- ☐ 5 trocitos (del tamaño de la uña del dedo pulgar): jengibre

Si se prepara batido en vez de zumo, necesitarás 1,5 litros de agua o de agua de coco para la base líquida.

Claves para una buena depuración

Cantidades

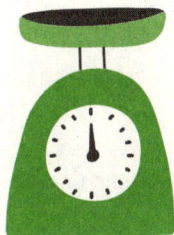

Durante esta depuración hepática, las cantidades no son lo más importante, sino el tipo de alimento que se consume. Recuerda siempre: calidad frente a cantidad.

En el menú que encontrarás en el capítulo siguiente te indico que utilices uno, dos o tres vasos de arroz cocido, pero puedes hacerlo a ojo. Lo importante es que no pases hambre.

En caso de no poder terminar el plato, es preferible que te comas las verduras y guardes el arroz restante en el refrigerador. ¡Ten por seguro que lo utilizarás en tus próximas comidas!

Como referencia, una taza de cereal hervido equivale a 180 gramos.

Aliños

No vamos a utilizar sal ni aceite en la preparación de los platos. El cloruro de sodio, también conocido como sal común o sal de mesa, contribuye a la retención de líquidos, un efecto que queremos evitar durante estos días. Tampoco usaremos aceites vegetales, para procurar consumir el mínimo de lípidos posibles y dejar descansar el hígado tanto como sea posible, pues ya hemos aprendido que la gestión y digestión de las grasas se realiza desde el hígado.

Para aliñar podemos usar vinagre de manzana, junto con especias y hierbas aromáticas como pimienta, cúrcuma, ajo en polvo, jengibre, orégano, menta, albahaca, perejil, hierbas provenzales, etc.

Si quieres dar un toque dulce al arroz, puedes añadir canela, nuez moscada, cardamomo o vainilla.

Puedes usar también algas en la cocción de los cereales y las verduras, o algas en copos para decorar tus platos y ensaladas.

Preparación

Ya que vamos a consumir cantidades generosas de un cereal al día, es importante que lo lavemos bien previamente. Esto eliminará más a fondo los residuos y ayudará a disminuir la concentración de posibles compuestos dañinos.

1. Si optas por arroz o trigo sarraceno, déjalo en remojo durante 4 horas y enjuágalo antes de ponerlo a hervir. El arroz integral tarda unos 35-45 minutos en hervirse, y el trigo sarraceno, unos 15-20 minutos.

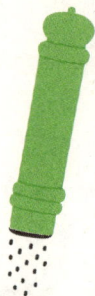

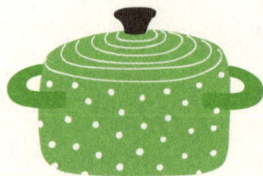

2. Si eliges la quinoa, déjala en remojo durante 20 minutos y enjuágala bien antes de hervirla. Tarda unos 15-20 minutos en hervirse.

3. Si usas copos de avena, no hace falta lavarlos ni enjuagarlos antes de hervir. Con 3 minutos en agua hirviendo se habrán ablandado lo suficiente.

Te recomiendo que prepares un paquete de 500 gramos o de un kilogramo del cereal que hayas elegido (a excepción de los copos de avena, que es preferible preparar en cada comida) y lo guardes en un táper dentro de la nevera para así poder racionarlo a lo largo de las diferentes comidas de la semana. El cereal integral se conserva perfectamente durante 5-6 días en la nevera. Se puede hervir el arroz con algas, especias y hierbas aromáticas si se desea.

Suplementos y medicamentos

Durante los cinco días de la depuración es recomendable parar todo tipo de suplementación para dar el máximo descanso al hígado, ya que los suplementos nutricionales suelen ser concentraciones de micronutrientes.

En cambio, no detendremos ningún tratamiento médico. Así que sigue con tu medicación habitual, prescrita por tu médico.

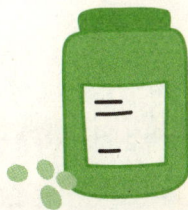

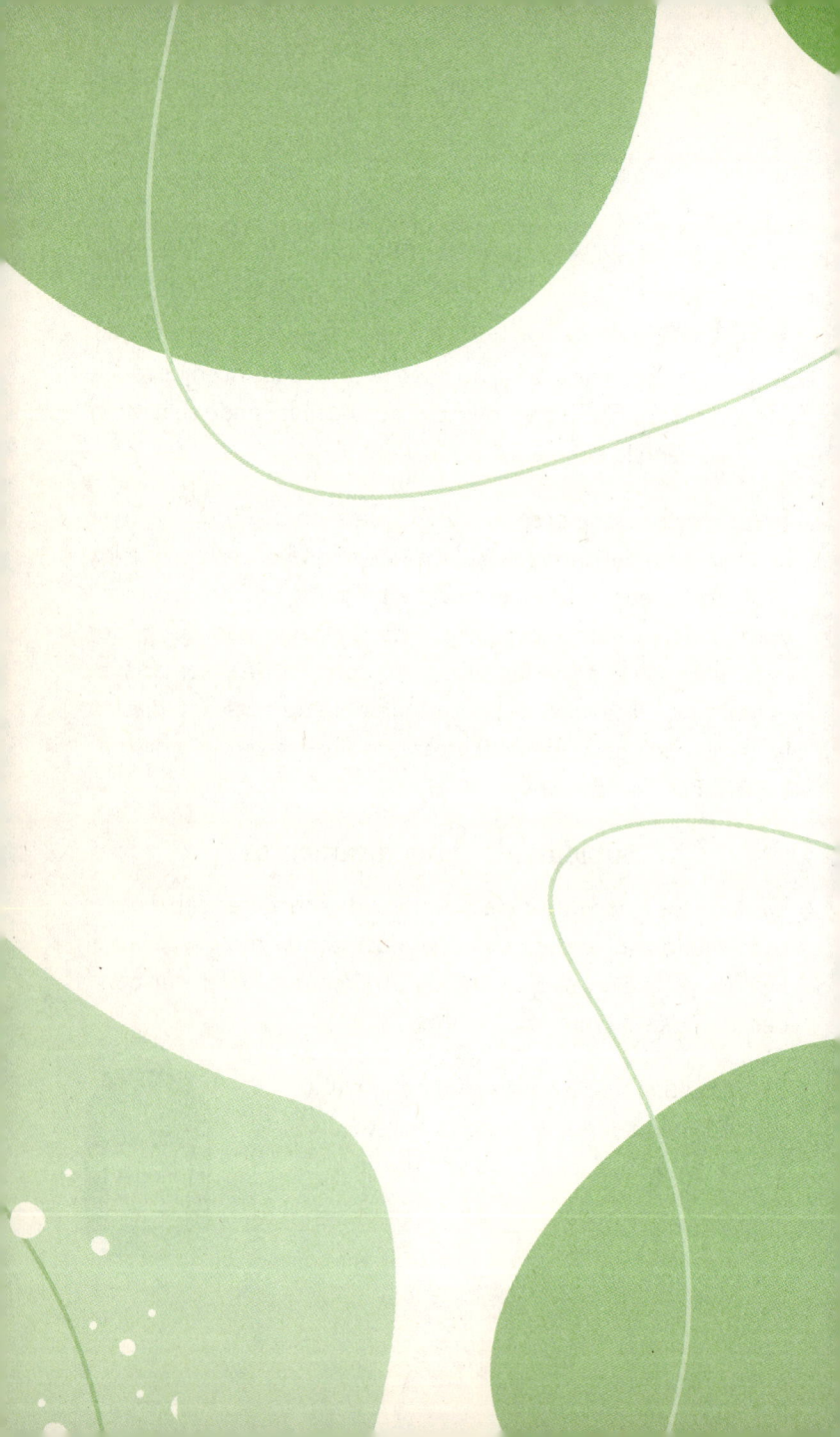

El menú diario para los cinco días de depuración

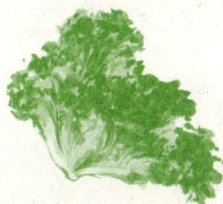

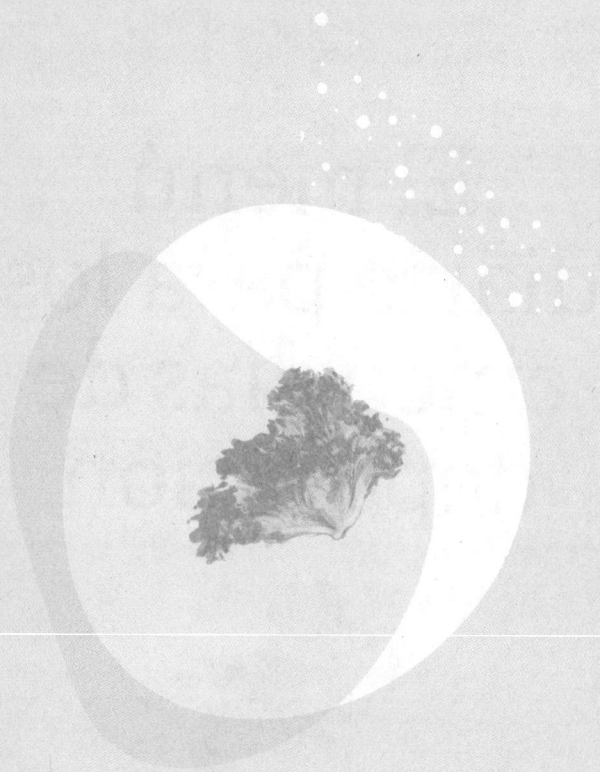

CAPÍTULO 4

A continuación te presento la planificación y la estructuración de comidas por día. Sin embargo, antes de que la leas quiero aclarar algunas cositas...

En este caso voy a utilizar como cereal el arroz integral. Sabes que puedes cambiarlo por el cereal de tu elección, pero recuerda que deberá ser siempre el mismo durante los cinco días.

La idea básica y principal es que durante estos cinco días comas el cereal integral con verduras verdes, además de los caldos vegetales, sin sal ni aceite. Así que puedes pasarte los cinco días comiendo arroz con acelgas para desayunar, comer y cenar si te resulta aún más práctico y sencillo. Lo que nunca puedes saltarte es el caldo antes de la comida y de la cena.

Si no tienes hambre, puedes obviar el aperitivo de media mañana y la merienda, e incluso cenar solo el caldo y los vegetales si ya no te apetece más arroz. No te fuerces con la comida. Si no tienes apetito, espera a que el cuerpo te lo pida.

A continuación te propongo una planificación de menús y recetas establecidas para que la sigas durante los cinco días de la depuración. Esta planificación es una guía, un ejemplo. Es decir, si hay algún vegetal que no te gusta, no es de temporada o no lo encuentras fácilmente, puedes cambiarlo por otro de los vegetales «aptos» dentro de este protocolo que mencionaba antes.

Verás que se trata de platos muy fáciles de preparar, ya que la mayoría de los ingredientes se cuecen simplemente al vapor, se hacen al horno o se hierven. Además, se trata de platos cómodos para llevar al trabajo. Si quieres un poco más de creatividad, en la página 173 encontrarás diez recetas más elaboradas que también son compatibles con el protocolo, ya que son platos sin sal, sin aceite, con arroz y con verduras principalmente verdes. Así que puedes cambiar los platos propuestos en la planificación por alguno de ellos, tanto en la comida como en la cena.

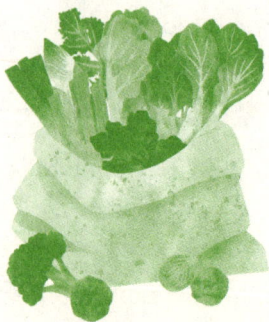

Aclaraciones generales

1 No debes pasar hambre. Puedes comer tanto arroz o tantas tortitas de arroz como quieras.

2 Si la cantidad indicada de arroz es demasiada, come hasta que sientas saciedad y guarda el resto.

3 Bebe caldo vegetal con la comida y la cena. Recuerda que tienes la receta en la p. 206. Si no te es posible tomarlo a mediodía, no te saltes el de la tarde. Puedes también tomar caldo vegetal de más entre horas.

4 En las comidas y cenas, el arroz se mezcla con los vegetales para elaborar un plato único.

5 Puedes agregar una taza de caldo vegetal extra a tu plato de arroz con verduras y hacerte una especie de sopa. Es otra forma de presentación y otra textura para el mismo plato.

DÍA 1

EN AYUNAS: 1 vaso de agua tibia con ½ cucharadita de cúrcuma en polvo y una pizca de pimienta.

DESAYUNO: infusión/zumo verde + 1 ½ taza de arroz.

MEDIA MAÑANA: infusión + 1 ½ taza de arroz.

COMIDA: 1 vaso de caldo vegetal (receta en la página 206) + 3 tazas de arroz + ensalada de hojas verdes + col lombarda rallada (sazonada con curri).

Atención: la ensalada debe contener solamente hojas verdes. Hay muchas para elegir y mezclar (diferentes variedades de lechuga, rúcula, canónigos, endivias, espinacas, hojas de diente de león, etc.).

MERIENDA: infusión + 1 ½ taza de arroz.

CENA: 1 vaso de caldo vegetal + 2 tazas de arroz + espinacas y cebolla al vapor especiadas con cúrcuma.

★ Otras opciones para cocinar las verduras son hervirlas o bien saltearlas utilizando agua en vez de aceite.

★ En cuanto a la cúrcuma, hay que espolvorear un poquito por encima del plato. Es opcional, pero recuerda que tiene propiedades muy antiinflamatorias.

DÍA 2

EN AYUNAS: 1 vaso de agua tibia con ½ cucharadita de cúrcuma en polvo y una pizca de pimienta.

DESAYUNO: infusión/zumo verde + 1 ½ taza de arroz.

MEDIA MAÑANA: infusión + 1 ½ taza de arroz.

COMIDA: 1 vaso de caldo vegetal (receta en la página 206) + 2 tazas de arroz + remolacha rallada y cabezas de brócoli escaldadas.

Ralla media o una raíz entera de remolacha cruda o hervida. Hierve las cabezas de brócoli durante 3 minutos.

MERIENDA: infusión + 1 ½ taza de arroz.

CENA: 1 vaso de caldo vegetal + 2 tazas de arroz + 1 calabacín laminado y 1 pimiento verde cortado en mitades al horno.

Prepara las verduras al horno con uno o dos dedos de agua en la base de la bandeja de horno, y hornéalas hasta que estén tiernas. Otra opción de cocción es hacerlas al vapor.

DÍA 3

EN AYUNAS: 1 vaso de agua tibia con ½ cucharadita de cúrcuma en polvo y una pizca de pimienta.

DESAYUNO: infusión/zumo verde + 1 ½ taza de arroz.

MEDIA MAÑANA: infusión + 1 ½ taza de arroz.

COMIDA: 1 vaso de caldo vegetal (receta en la página 206) + 3 tazas de arroz + ensalada de hojas verdes y col lombarda rallada.

Recuerda que la ensalada es solo de hojas verdes; hay muchas para elegir y mezclar.

MERIENDA: infusión + 1 ½ taza de arroz.

CENA: 1 vaso de caldo vegetal + 2 tazas de arroz + espárragos verdes y champiñones al vapor con ½ diente de ajo rallado.

Si durante el día de hoy sientes ligeros mareos, debido a que la presión arterial está un poco baja, empieza a agregar un poco de sal a tus comidas y cenas a partir de ahora en adelante.

DÍA 4

EN AYUNAS: 1 vaso de agua tibia con ½ cucharadita de cúrcuma en polvo y una pizca de pimienta.

DESAYUNO: infusión/zumo verde + 1 ½ taza de arroz.

MEDIA MAÑANA: infusión + 1 ½ taza de arroz.

COMIDA: 1 vaso de caldo vegetal (receta en la página 206) + 2 tazas de arroz + col rallada y 1 cebolla al vapor.

La col rallada puede estar cruda o puedes hervirla durante 3-5 minutos junto con la cebolla.

MERIENDA: infusión + 1 ½ taza de arroz.

CENA: 1 vaso de caldo vegetal + 2 tazas de arroz + pimiento verde y calabacín laminado al horno.

DÍA 5

EN AYUNAS: 1 vaso de agua tibia con ½ cucharadita de cúrcuma en polvo y una pizca de pimienta.

DESAYUNO: infusión/zumo verde + 1 ½ taza de arroz.

MEDIA MAÑANA: infusión + 1 ½ taza de arroz.

COMIDA: 1 vaso de caldo vegetal (receta en la página 206) + 1 taza de arroz + 1 taza de guisantes hervidos y ensalada verde.

MERIENDA: infusión + 1 ½ taza de arroz.

CENA: 1 vaso de caldo vegetal + 2 tazas de arroz + judías verdes y 1 cebolla al vapor.

Otras opciones para cocinar las verduras son hervirlas o bien saltearlas en una sartén con un poquito de agua.

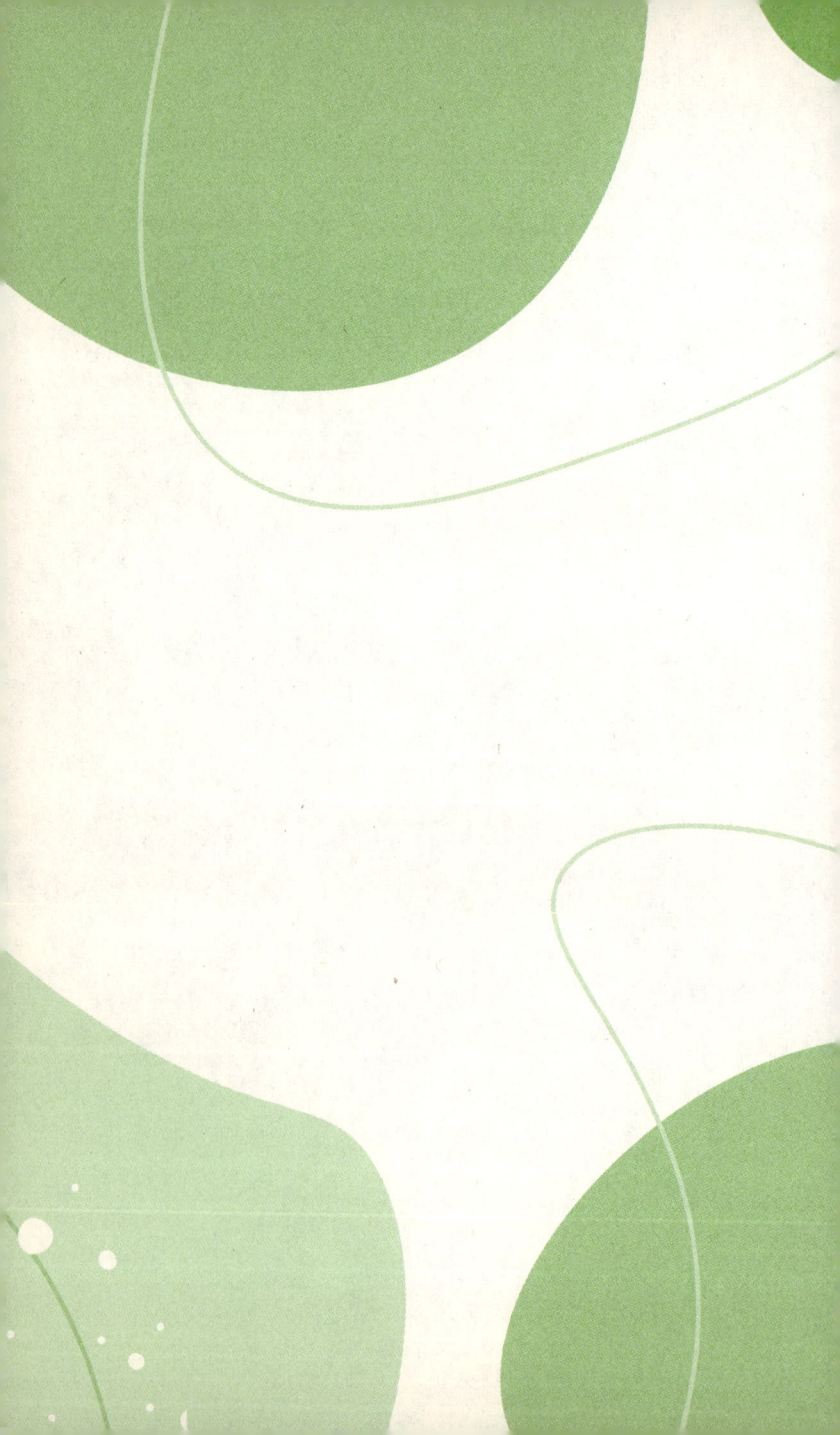

Síntomas del proceso depurativo

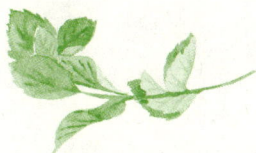

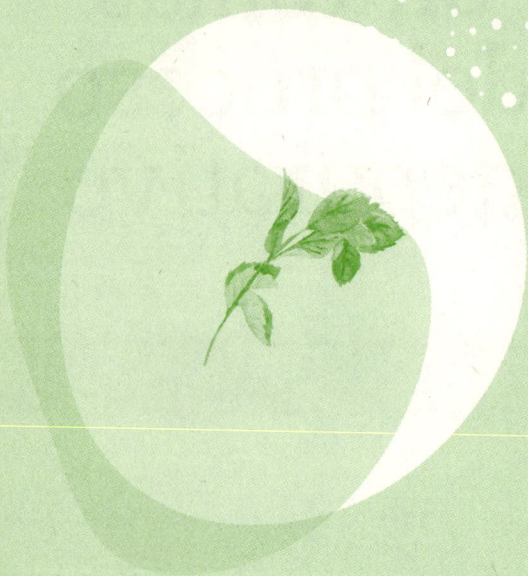

CAPÍTULO 5

Durante un proceso depurativo, las reservas de grasas y toxinas se movilizan y pasan en gran parte al torrente sanguíneo para poder ser trasladadas y expulsadas del organismo. Cuando la concentración de toxinas en sangre aumenta, puede provocar algunas molestias, como sufrir dolores de cabeza o ligeros mareos, o sentirte con un humor más irritable de lo normal.

Recuerda que cuanto más limpio esté tu cuerpo antes de iniciar el proceso détox, menos síntomas de depuración experimentarás, así que aprovecha los días previos a la limpieza hepática para cuidar tu alimentación al máximo. Por eso te recomiendo que la semana antes de la depuración implementes los hábitos alimentarios que indicaba en el capítulo «Preparar el cuerpo para la depuración». Te ayudará muchísimo para sentirte bien durante todo el proceso.

Aunque no tienes por qué sufrir ningún síntoma derivado del proceso détox, a continuación te listo los síntomas más habituales. Si aparece alguna de estas reacciones, es una señal de que tu cuerpo está haciendo una buena limpieza. La mayoría se pasarán descansando y bebiendo mucha agua. Sigue tu proceso depurativo a rajatabla y verás como irán menguando.

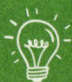

> **RECUERDA:** En la página 132 encontrarás un diario donde te acompaño paso a paso durante los siete días previos al détox, con instrucciones y consejos clave.

Emociones removidas

Ya hemos visto que, según la medicina tradicional china, el hígado es el órgano donde se almacenan emociones como la ira y el enfado, así que durante esta limpieza hepática tal vez afloren sentimientos que llevan tiempo escondidos, que tengas las emociones a flor de piel y que te salte la lagrimita con más facilidad que de costumbre. Puede que te sientas un poco más irritable o con un poquito de mal humor. Hónralo y date el tiempo y el espacio necesarios para gestionar estos sentimientos que son una realidad.

Busca su raíz y aprovecha para hacer limpieza de ello. Junto a las pautas para cada uno de los días de la depuración hepática encontrarás un diario para que puedas escribir cómo te sientes, para que escribas todas esas emociones que vas experimentando y puedas crear un plan de acción para transformarlas en positivo.

Hambre emocional

También puede ser que experimentes una sensación de hambre, o más bien de antojo, durante los dos o tres primeros días. Esto se debe sobre todo a la eliminación de azúcares y harinas de la dieta. Tu cuerpo te estará pidiendo estos alimentos adictivos que no le estás proporcionando. Lo que probablemente sentirás no es hambre, sino «mono», deseos, hambre emocional, un síndrome de abstinencia hacia estos alimentos.*

Mal aliento

Puede que experimentes también mal aliento, ya que a través de nuestros pulmones también expulsamos impurezas.

Alteraciones en el tránsito intestinal

Cualquier cambio de alimentación puede darle un giro a tu sistema digestivo. En este caso puede que con la depuración hepática no sientas ningún síntoma o bien experimentes cierto estreñimiento, pues el arroz, a pesar de ser integral y de comerse acompañado de muchos vegetales, no deja de ser astringente.

Por el contrario, a veces puede desencadenar que se vaya más ligero de vientre debido a la gran cantidad de fibra que se consume. Como resultado, se experimenta una depuración también en el intestino.

· · · · · · · · ·

* En mi libro *Ayuno intermitente saludable* podrás encontrar más información sobre el hambre emocional. Zaplana, C., *Ayuno intermitente saludable*, Diana, Barcelona, 2021.

Calambres musculares en las extremidades inferiores

Una vez más, con la movilización de las toxinas en el cuerpo, es normal sentir algunas incomodidades musculares. Suele experimentarse en la parte de los gemelos.

Granitos en rostro, cuello y espalda

Durante el proceso depurativo pueden aparecer algunos granitos de acné, ya que los poros de la piel son otra vía de expulsión de impurezas.

Ligero dolor de cabeza

Es muy normal que, si tomas café con asiduidad, al dejar de tomarlo, sientas de un ligero a un intenso dolor de cabeza.

Por otra parte, durante el proceso depurativo, las toxinas se estarán removiendo, de modo que pueden provocar una ligera inflamación en el sistema nervioso.

Cambios en la menstruación

Todo cambio de alimentación puede ajustar o reajustar el ciclo menstrual. En ocasiones, la depuración hepática ha provocado que el sangrado llegue con unos días de retraso. Pero lo más común que he podido comprobar en relación con el ciclo menstrual, ya que muchas de las mujeres han pasado por ello, es que después de la depuración hepática disminuyen o desaparecen los síntomas premenstruales y se nota menor dolor e inflamación.

Cambios en el sueño

Uno de los síntomas más reportados durante la depuración ha sido un sueño y un descanso muy profundo y reparador. A veces ha aparecido el efecto contrario: la necesidad de menos horas de sueño.

Cansancio y niveles de energía

Aunque bajes la intensidad de tu actividad física o no hagas ejercicio, es muy normal que notes un poco más de cansancio de lo habitual. Tu cuerpo estará trabajando, y mucho, durante los días de la depuración. Por eso es tan recomendable descansar y bajar la intensidad de tus días durante el détox.

Como en todo proceso depurativo, los niveles de energía se pueden visualizar como una campana de Gauss invertida. Primero van menguando (debido a todo aquello que se está removiendo dentro del organismo), pero a medida que vas expulsando toxinas, tus niveles de vitalidad se van recuperando y multiplicando.

Trucos para aliviar los síntomas de un proceso depurativo

No tienes por qué sufrir ningún síntoma derivado del proceso détox, pero, por si acaso, aquí te dejo una lista de recomendaciones que te pueden servir en caso de que lo necesites. Todos los síntomas del proceso depurativo irán desapareciendo a medida que el cuerpo esté más limpio, no te preocupes. Sé paciente y verás como el cuerpo responde positivamente.

Bebe mucha agua

Bebe agua buena y de calidad. Evita aguas purificadas o con sales y sabores añadidos. Simplemente bebe agua de manantial. El cuerpo está formado en un 65-70 % de agua, así que cuanto mejor sea la calidad del agua que consumes, mejor te sentirás.

Beber agua es muy importante durante el proceso de depuración porque te ayudará a eliminar líquidos, y con ellos expulsarás toxinas del organismo. Lleva siempre una botellita de agua encima y toma infusiones y té verde durante todo el día.

Busca el contacto con la naturaleza

Pasa tiempo fuera, al aire libre y en contacto con la naturaleza para poder respirar aire limpio y puro. Te ayudará a limpiar los pulmones y a oxigenarlos con aire sano. Además, aumentarás tu sensación de tranquilidad, paz y reflexión. Te permitirá estar en el presente y prestar atención a los cambios que experimenta tu cuerpo.

Duerme

Dedica tiempo a descansar y a recuperarte. Lo más probable es que lleves mucho tiempo acumulando malos hábitos, y no es realista pensar que el cuerpo va a depurarse de la noche a la mañana.

Si experimentas cansancio, mareo o debilidad, es porque tu cuerpo te pide descanso, ya que en ese momento se activa el mecanismo de «recuperación» y las células se reparan, se rehidratan y se nutren. ¿Y quién no se siente mejor cuando ha descansado? Intenta dormir más horas (mínimo 8-9) y, si te es posible, haz también una siesta de 10-15 minutos.

Escribe un diario

¿Qué he comido? ¿Cómo me he sentido? ¿Qué emociones he experimentado? ¿Cuántas veces he ido al baño? Reflexionar y escribir las respuestas a todas estas preguntas te ayudará a ser consciente y a estar presente durante todo el proceso depurativo. Debes escribir todo aquello que te va mal o que está cambiando en tu cuerpo. Al final del proceso leerás el diario y sonreirás.

Crea comunidad

Sentirte acompañado y tener ayuda moral durante el proceso depurativo es muy importante y te dará fuerzas para seguir con tu objetivo. Busca a alguien junto a quien realizar esta experiencia y verás que la tarea se hará mucho más liviana. Por supuesto, siempre puedes contactar conmigo a través de mis redes sociales para preguntarme y contarme tu experiencia.

Haz ejercicio

Es muy importante mantener el cuerpo activo durante el proceso de depuración, ya que eso fomenta la buena circulación de la sangre y, con ello, la eliminación de toxinas. Aun así, es desaconsejable practicar deporte de alta intensidad y resistencia durante los cinco días porque tu cuerpo estará en «modo limpieza» y te pedirá descansar más de lo habitual, ya que estará gastando energía por otra parte, realizando la depuración. Los ejercicios más recomendados para practicar durante estos días son yoga suave, pilates, natación relajada y caminar.

Exfolia tu piel

Utiliza un guante de crin o un cepillo corporal con un poco de jabón líquido neutro o humedecido con un poco de agua para frotar el cuerpo en seco. De esta forma eliminarás las células muertas de la piel y las toxinas que irás expulsando a través de los poros. Además, te ayudará a activar la circulación y a acelerar el proceso de eliminación de toxinas. Notarás una piel más brillante y suave.

Para seguir eliminando toxinas a través de la piel, es muy bueno recurrir a las saunas y a los baños de vapor.

Chorros de agua fría y caliente

En caso de tener calambres, te recomiendo mucho realizar un masaje con los chorros de agua que salen por la manguera de la ducha, ya que te relajará. Además, terminar la ducha o el baño con un masaje con aceite de coco y unas gotitas de aceite esencial de lavanda acabará de destensar tus músculos y podrás dormir plácidamente.

Cepilla tu lengua

Es un hábito que procede de las prácticas ayurvédicas. Esto te ayudará muchísimo a eliminar las toxinas que quedan acumuladas en la lengua tras toda la noche. Es muy recomendable hacerlo por la mañana en ayunas, antes de lavarte los dientes. Cepillarte la lengua te ayudará muchísimo a eliminar el mal aliento.

Semillas de lino y de chía

Las utilizaremos en caso de estreñimiento. Toma una o dos cucharadas de semillas de lino o chía con la ayuda de un buen vaso de agua tibia antes de acostarte. Deberás masticar las semillas durante un buen rato (5-10 minutos) y a conciencia para que estas queden bien molidas y se pueda así estimular el movimiento peristáltico (de los intestinos).

Otra opción es dejar en remojo en agua caliente estas semillas durante toda la noche y tomar un vaso en ayunas cada mañana.

Si aun así no vas bien al baño, te recomiendo probar laxantes naturales como el aloe vera o el óxido de magnesio.

Infusiones de jengibre, menta, anís y regaliz

Puedes prepararte diferentes tipos de infusiones dependiendo de cómo te sientas:

* Infusiones de jengibre si sientes frío, náuseas o mareos.

* Infusiones de menta si sientes dolor de cabeza o digestiones pesadas.

* Infusiones de anís estrellado si sientes gases.

* Infusiones de regaliz si sientes que tienes la presión arterial baja.

* Infusiones laxantes si el remedio de las semillas de lino o chía no te funciona.

Chupitos de aloe vera / sábila

Si tienes ardor en el estómago, puedes tomarte un chupito (30 mililitros) de zumo de aloe vera antes de cada comida.

Tónico casero con vinagre de manzana

Para ayudarte con los granitos que pueden aparecerte en la piel durante el proceso depurativo te recomiendo un remedio casero infalible. En un tarro o en una botellita con dispensador/espray, pon una parte de agua por una parte de vinagre de manzana. Mézclalo bien y aplícatelo en el rostro a modo de tónico, con un espray o con la ayuda de un algodón, después de limpiarte la cara con un jabón natural apropiado para tu tipo de piel, todas las noches antes de acostarte y por la mañana.

Deja que se seque solo, no te seques el rostro con ningún paño o toalla. Sí, olerás a vinagre, pero solo unos minutos, y de verdad, ¡vale la pena!

Aceites esenciales

La aromaterapia puede ser muy poderosa. El simple hecho de oler una esencia agradable puede calmar las emociones y ayudar a relajarte. Puedes utilizar un difusor de aceites esenciales para ambientar tu hogar, ponerte unas gotitas en las muñecas o llevar los aceites en el bolso y olerlos cuando lo necesites.

A continuación comparto mis aceites favoritos en momentos depurativos y de transformación emocional que pueden acompañarte durante este proceso détox, y siempre que lo necesites.

Menta piperita

El aceite esencial de menta piperita tiene un aroma familiar y reconocible, pero es mucho más que un aroma nostálgico y fresco. De hecho, te lo aconsejo mucho para aliviar los dolores de cabeza. Aplícatelo en las sienes, en el cuello, e incluso una gotita encima del labio superior. También puedes aplicártelo en la muñeca y olerlo cuando lo necesites. Yo suelo llevar mi botellita de aceite esencial de menta piperita en el bolso y la huelo cuando lo necesito.

Las infusiones de menta con jengibre también te ayudarán muchísimo a aliviar el dolor de cabeza.

Características y beneficios de la menta piperita

* Refresca los músculos cansados después de la actividad física.

* Crea un ambiente que fomenta la concentración cuando se usa en un difusor.

* Proporciona una experiencia refrescante si le agregas unas gotitas a tu champú o lo aplicas en la piel junto a tu loción.

* Crea una experiencia energizante y refrescante al inhalarlo.

* Despeja los dolores de cabeza.

* Alivia las digestiones.

* Mejora el aliento.

Aplicaciones

* Usa el aceite en un difusor mientras trabajas o mientras los niños hacen los deberes para crear un entorno de energía y concentración.

* Añádelo a tu baño caliente y disfruta de su aroma revitalizante y del vapor aromático calmante.

* Inhálalo o aplícalo en el pecho antes o durante un entrenamiento intenso y disfruta de su aroma estimulante.

* Aplícalo directamente en las áreas fatigadas después de una sesión de ejercicio físico para crear una sensación refrescante.

⋆ Si es de uso comestible, toma dos gotitas después de las comidas para mejorar la digestión y el aliento. También puedes agregar un par de gotitas en tu agua de las mañanas en ayunas.

Pomelo

El aceite esencial de pomelo se obtiene mediante el prensado en frío de la cáscara del pomelo fresco para lograr un aceite esencial cítrico con un aroma vivo e intenso. La fragancia dulce y energizante de este aceite esencial evoca sentimientos de alegría, satisfacción y jovialidad.

El pomelo no solo es un aceite esencial ideal para usar en un difusor, sino que también resulta perfecto para tus productos para el cuidado de la piel hechos en casa. Añádelo a un exfoliante para el cuerpo a base de sal, combinándolo con otros aceites esenciales que tonifiquen la piel, como el de limón o bergamota, y crea una experiencia de *spa* en casa que le proporcionará brillo y suavidad a tu piel.

Características y beneficios del pomelo

⋆ Tiene un aroma fresco, dulce y energizante.

⋆ Resulta estimulante y energizante.

⋆ Es perfecto para añadir a los limpiadores del hogar naturales hechos en casa.

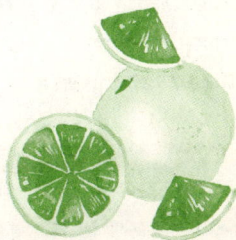

⋆ Tiene propiedades purificantes para la piel.

Aplicaciones

* Difúndelo por la mañana para llenar tu hogar de un aroma energizante.

* Crea un pulverizador refrescante para las habitaciones mezclando aceites esenciales de pomelo, menta, limón, naranja y bergamota con agua destilada en una botella de vidrio con pulverizador.

* Úsalo en tu rutina de cuidado de la piel en lociones, tónicos y limpiadores para lograr una piel limpia y de aspecto saludable. Ten en cuenta que el pomelo es un aceite esencial fotosensible, por lo que debes evitar exponer la piel a la luz solar directa o a los rayos UV durante al menos doce horas después de la aplicación.

* Añade unas gotas a un aceite base y úsalo para dar masajes estimulantes.

Lavanda

El aceite esencial de lavanda (*lavandula angustifolia*) tiene un intenso aroma que evoca frescura, pureza y calma. Su fragancia, de gran versatilidad, hace de esta flor un elemento clásico en perfumes, jabones, ambientadores y productos de belleza.

La lavanda es uno de los aceites más populares, no solo por su aroma clásico, sino también por su gran dinamismo y versatilidad. Desde productos de cuidado de la piel hasta rutinas aromáticas relajantes, este aceite esencial se puede utilizar para mejorar un sinfín de aspectos de la vida diaria.

Características y beneficios de la lavanda

* Fomenta una sensación de calma y combate la tensión nerviosa ocasional.

* Tiene propiedades relajantes que calman el cuerpo y la mente.

* Limpia la piel y calma irritaciones cutáneas.

* Calma la piel después de un día al sol.

* Reduce las rojeces de la piel.

* Combate el proceso de envejecimiento de la piel.

Aplicaciones

* Añade un par de gotas a tus lociones, champús y productos de cuidado de la piel favoritos para disfrutar de un aroma clásico y lograr una tez más juvenil.

* Echa cuatro gotas de lavanda y una taza de sales de Epsom en la bañera para calmar los músculos.

* Relájate por la noche con un masaje de cuello o espalda.

* Añádelo a una base de aceite de oliva y aplícalo de forma tópica para calmar la piel después de un día al sol.

* Utilízalo como parte de tu rutina nocturna, frotándolo en las plantas de los pies o difundiéndolo al lado de la cama para conseguir un efecto relajante.

Limón

Con su aroma vivo y alegre, el aceite esencial de limón purifica la piel y el cabello tanto como su aroma mejora el entorno. El aceite de limón es uno de los más populares y se puede utilizar de muchas maneras: mézclalo con tus productos de limpieza, utilízalo durante tu rutina nocturna de cuidado de la piel, o añade una gota a tu acondicionador para aportar frescura a tu cabello. Ten en cuenta que los aceites esenciales cítricos pueden provocar fotosensibilidad, por lo que debes evitar exponer la piel al sol después de aplicarte el aceite de limón.

Características y beneficios del limón

* Ten a mano un aceite esencial de limón y disfruta en todo momento de su aroma limpio, energizante y estimulante.

* Añádelo a tus productos de cuidado de la piel para purificar el cutis.

* Difúndelo para fomentar la concentración mental.

* Utiliza su aroma para crear un entorno estimulante.

* Utilízalo para eliminar restos de pegamentos y sustancias adhesivas.

Aplicaciones

* Inclúyelo en tu rutina de belleza nocturna mezclando una o dos gotas con tus pro-

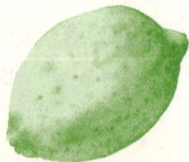

ductos de belleza favoritos. Ayudará a combatir el envejecimiento y creará una tez más juvenil.

* Difúndelo siempre que necesites un impulso de alegría y positividad.

* Difúndelo en el trabajo o mientras estudias para favorecer la concentración mental y la motivación.

Romero

El aceite esencial de romero tiene un aroma fresco, herbáceo y dulce. Se trata de un aceite energizante que puede ser beneficioso para ayudar a restaurar el estado de alerta mental en caso de fatiga. También es un ingrediente popular en los productos para el cuidado de la piel y del cabello.

Características y beneficios del romero

* Difúndelo para aumentar la concentración mental.

* Añádelo a tus productos de cuidado de la piel para purificar el cutis y a los productos del cabello para fortalecer tu cuero cabelludo.

* Es útil en casos de patologías hepáticas y si existe hígado graso.

Aplicaciones

* Añade un par de gotas a tus lociones, champús y productos de cuidado de la piel favoritos para disfrutar de un aroma clásico y lograr una tez más juvenil.

★ Añádelo a una base de aceite de oliva y aplícalo de forma tópica en la zona de tu abdomen, sobre todo debajo de las costillas en la parte derecha del cuerpo, para que llegue de forma más directa al hígado.

¿Cuándo detener la depuración?

Si mientras estás haciendo la depuración hepática tienes reacciones muy fuertes, como vómitos continuos o fiebre que no cesa, detén el protocolo y sigue las indicaciones de reintroducción de los alimentos. Cuando el cuerpo está altamente intoxicado, estas pueden ser algunas de las reacciones. Por eso es tan importante hacer cambios en la alimentación y limpiarla unos cinco o seis días antes de empezar con el protocolo.

Si sientes un fuerte dolor en la zona lumbar, a la altura de los riñones, también te aconsejo parar la depuración. Durante estos cinco días, el sistema urinario estará trabajando mucho, pues el efecto drenante de esta depuración es intenso. Los riñones podrían resentirse un poco. Es muy importante tomar cúrcuma todos los días para aliviar cualquier tipo de inflamación.

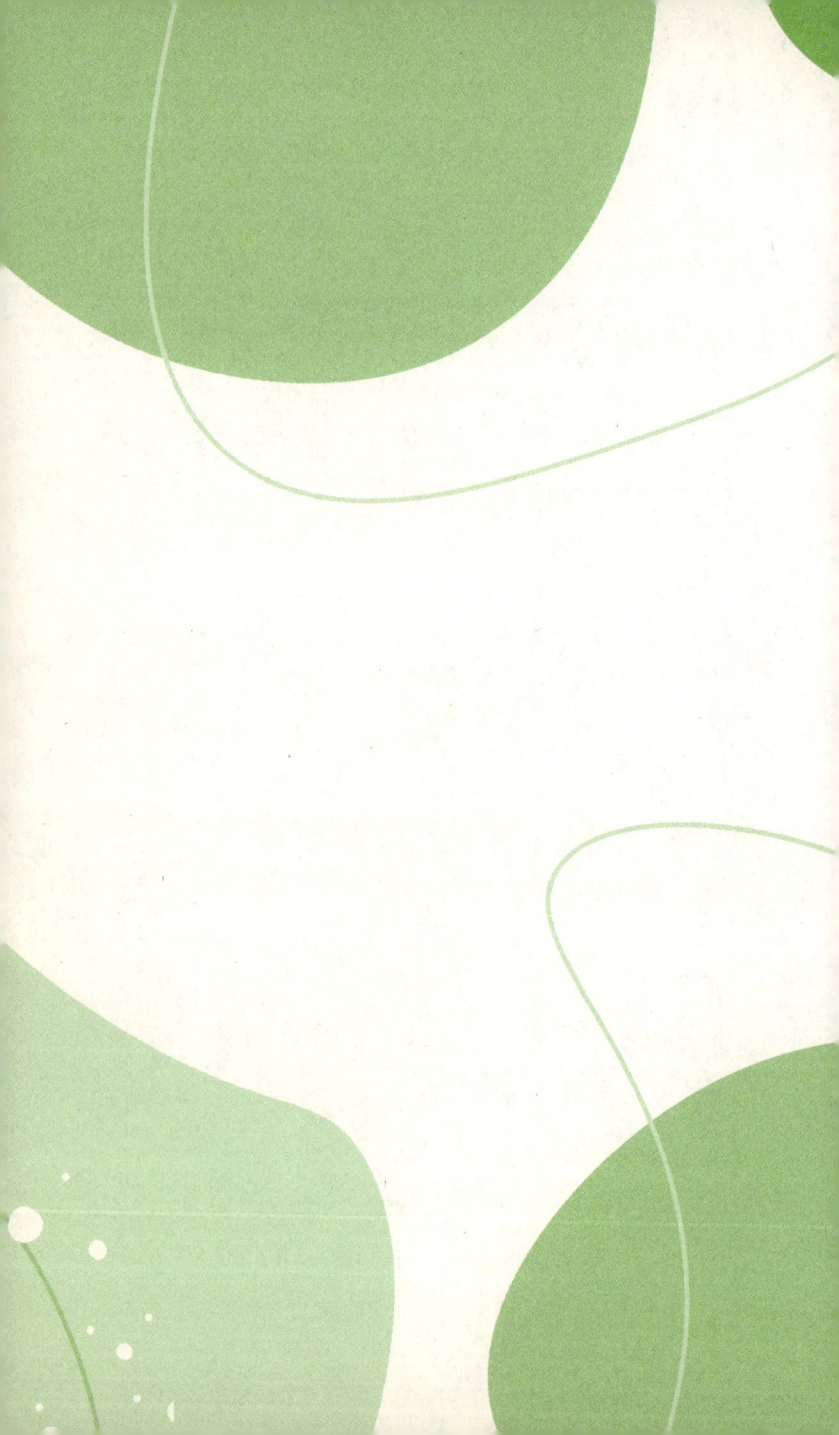

Tras la depuración hepática:

reintroducción de los alimentos

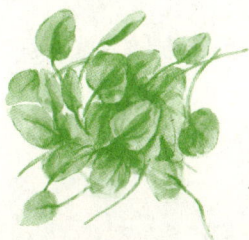

CAPÍTULO 6

Son pocas las pautas que respetar, pero tras pasar unos días siguiendo una alimentación más bien blanda de sabores, sin estimulantes y con alimentos bajos en proteína y grasas, debemos hacer una reintroducción consciente de los alimentos. Iremos poco a poco durante los dos días posteriores a la depuración. El primer día todavía seguiremos sin tomar gluten, proteína animal (a menos que sea pescado blanco y para cenar), cítricos o frutos secos (aunque sí podemos comer semillas, como sésamo o pipas). Y a partir del segundo día ya incorporaremos el huevo, las carnes blancas, como pollo o pavo, y pequeñas cantidades de frutos secos.

Lo mismo sucede en el plano emocional. Toca salir poquito a poco de la «burbuja» de introspección que te has creado a tu alrededor durante estos cinco días, pero aplicando todas las reflexiones que has tenido. Estos cinco días han servido para eliminar toxinas y pensamientos negativos tanto emocionales como espirituales, valorar tus relaciones, evaluar tus otros hábitos fuera del plato, pensar en lo que quieres ver más en tu vida y de lo que quieres deshacerte. Seguro que has visto que hay trabajo por hacer, pero no te agobies. Sigue integrando todo lo sentido y día tras día ve creando el camino para que así sea. Sin prisa, pero sin pausa. Somos creadores de nuestra realidad. Así que ahora que tu ser está limpio, ahora que tienes un lienzo en blanco, elige bien qué colores quieres ver plasmados en él.

Ahora que te sientes bien, después de haber deshinchado el cuerpo y limpiado el hígado, es una buena oportunidad para plantearte dejar los lácteos y el gluten, y reducir el consumo de proteína animal.

En la página 167 encontrarás mi propuesta de menús para los días posteriores al proceso détox. Además, al final del libro he creado un apartado con más de 45 recetas saludables y deliciosas que podrás incorporar a tu alimentación cotidiana.

¿Qué pasa con mi cuerpo al terminar la depuración hepática?

Algunos de mis pacientes han afirmado haber recuperado algo de peso al hacer la reintroducción de alimentos al terminar la depuración hepática. Esto se debe a la recuperación de parte de los líquidos eliminados.

Seguro que durante la depuración hepática habrás experimentado que tus visitas al baño para orinar son más frecuentes; esto es porque has estado eliminando líquidos retenidos, fluidos que habían quedado estancados dentro de tu cuerpo. Esta depuración tiene un gran efecto drenante, lo que provoca la eliminación de mucho líquido y, con ello, de toxinas.

Con la reintroducción de los alimentos recuperarás y rehidratarás tus reservas de líquido con agua nueva, agua de calidad.

Y déjame que te cuente algo: a partir de esta depuración hepática verás como tu cuerpo seguirá manteniéndose deshinchado, se romperá el estancamiento de tu peso y seguirás bajando volumen gradualmente; eso sí, siempre y cuando mantengas una alimentación limpia.

El filtro principal de tu cuerpo estará funcionando con un mejor rendimiento y seguirá eliminando toxinas de forma más eficaz.

RECUERDA: Un détox o una limpieza del cuerpo no es un método para compensar excesos, sino un complemento más al hábito de seguir un estilo de vida saludable. No vale comer mal y limpiar el cargo de conciencia haciendo depuraciones.

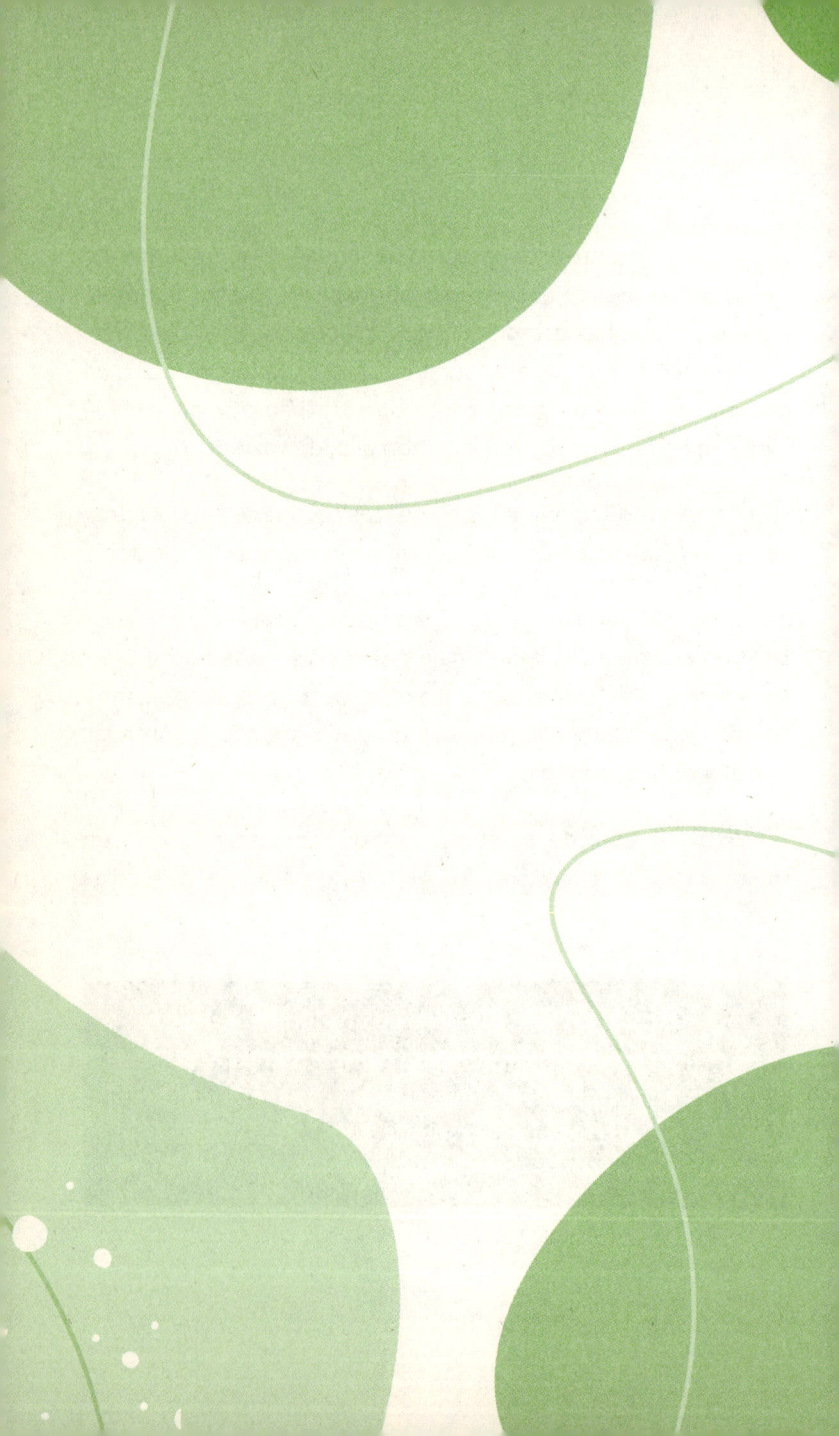

Testimonios

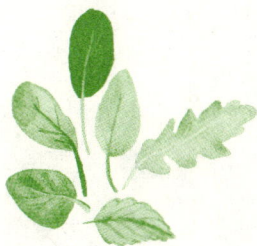

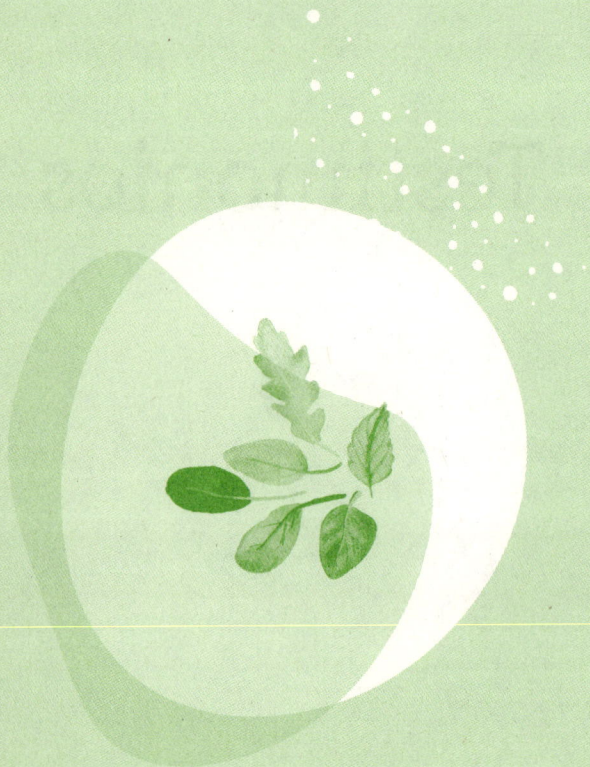

CAPÍTULO 7

Raúl Castilla

· · · · · · · · · · · ·

El programa de depuración hepática es simplemente increí-
ble. Lo empecé de una manera abierta en todos los sentidos:
mi cuerpo adolecía de todo tipo de síntomas, desde hinchazón
abdominal, falta de sueño, múltiples problemas digestivos y
problemas de sueño, entre tantos otros.

El trayecto fue un viaje profundo a mi interior, una introspección profunda de querer curarme, de comprender y asumir
lo lastimado que estaba, no solo en mi organismo, sino en mi
mente, de aceptar cómo me había abandonado. Fue un proceso arduo porque te enfrentas a la ansiedad, el dolor, la frustración, etc.

Valió la pena, no solo por los beneficios que logras al someter-
te al proceso, donde todos los síntomas que tenía se fueron
perdiendo, estaba deshinchado, mi sistema digestivo mejoró,

perdí peso, empecé a dormir profundo; en resumen, rejuvenecí. Estoy conectado, estoy en un proceso de cambio. Es una experiencia única y maravillosa, así la puedo resumir.

Rosmi Munté

¡Lo he logrado! Cinco días de depuración y estoy deshinchada, con 3 kg menos y una piel bonita, y mi visión de la comida es muy diferente. A partir de hoy hago un cambio en mis hábitos alimentarios.

Bibiana Morillas Oliveras

¡Muy contenta de haber completado estos cinco días de détox! En cuanto a energía, muy bien. Lo mismo con la piel. ¡Ayer me bajó la menstruación sin dolor! Y 3 kg menos, así que contenta y orgullosa de mí misma por haberlo logrado.

Yanet Jiménez L.

Yo bajé 3,5 kg y mi estómago está muy deshinchado. Tenía un brote de acné en el cuello, creo que era hormonal, y está muchísimo mejor, así que esta depuración creo que también me ayudó con mis hormonas. Siento la piel más suave e hidratada. Han sido sin duda más beneficios que sacrificios, y con muchas ganas de seguir con buenos hábitos.

Diana Paco González

No experimenté muchos síntomas molestos, lo que de entrada me encantó. Al contrario, en solo cinco días y con solo esta depuración sentí una mejora en la vista, en la circulación y en el estado de ánimo. Estaba muy inflamada, me pesaban mucho las piernas, pues, además de mi padecimiento en el hígado, tengo sobrepeso, lo que me agota las piernas, pero estos días he sentido mejoras cada momento. He experimentado cambios en mi estado de ánimo. He pasado por una montaña rusa de emociones, pero en general todo ha sido muy positivo.

Eva Pérez

¡Me he deshinchado totalmente! Mi piel, siempre seca y escamosa, está suave e hidratada. Mi cabello está más brillante y limpio; siempre lo he tenido bastante graso. Pero lo mejor de todo es que he vuelto a creer en mí. A gustarme la imagen que veo en el espejo cuando me miro. Gracias por este chute de energía y autoestima.

Gemma Torrent

Ha sido una gozada esta semana, y perfecta justo después de las comilonas de Navidad. Me ha ido como anillo al dedo, no solo por lo desinflamada y deshinchada que estoy ya desde la primera comida, sino por poderlo compartir con las demás personas. Ha sido maravilloso poder descubrir las reacciones y los cambios que mi cuerpo ha ido recibiendo. Creo que a partir de ahora casi no voy a usar sal. Los alimentos me han sabido a gloria, sobre todo estos dos últimos días, sin pasar nada de hambre y con comidas riquísimas. Por no hablar de la piel, que yo siempre la he tenido muy grasa; esta semana la he tenido muy uniforme y equilibrada.

¡Hacía tiempo que no me sentía tan bien con mi cuerpo! Estoy muy contenta, orgullosa y agradecida. Me siento más conectada conmigo misma.

Lau Noor

Esta limpieza hepática me ha hecho sentir otra persona. Siempre con nervios, cansancio, pendiente de los problemas de cada día y con muchos cafés no conseguía relajarme. Pero a partir del segundo día de depuración noté mucha tranquilidad en mi cuerpo y empecé a estar más atenta a todo, como si tuviera todos los sentidos más despiertos. Tuve por fin un sueño reparador y mejoró mi tránsito digestivo, consiguiendo además un vientre plano, una piel fina y la desaparición de las migrañas matutinas.

Las mejoras se notaron con más intensidad a partir del segundo día. En general me he sentido estupendamente, y recomiendo esta depuración hepática a personas con problemas de retención de líquidos, ya que me desaparecieron todas las bolas de grasa de las comidas navideñas que me dolían entre muslos, caderas y vientre. Además, creo que es vital realizarlo antes de empezar cualquier otra dieta porque te ayuda después a controlar más lo que comes y a estar más zen contigo misma y en paz.

Ana Cristina

Independientemente de dar un apapacho a mi hígado, sentirme ligera y reconocer el sabor natural de la comida, hay otros beneficios que he experimentado y que superan completamente mis expectativas.

He podido separarme del azúcar por cinco días, y no hablo de azúcar refinado, hablo de un mango o un plátano o mi cremita consentida de boniato. También me separé de mi aguacate diario.

Esta depuración ha sido para mí la evidencia del poder mental cuando existe un enfoque en un beneficio propio.

Mi piel brilla, duermo maravillosamente, dejé el café y he aprendido a beber té solo sin endulzante.

Muy pero muy agradecida por esta práctica.

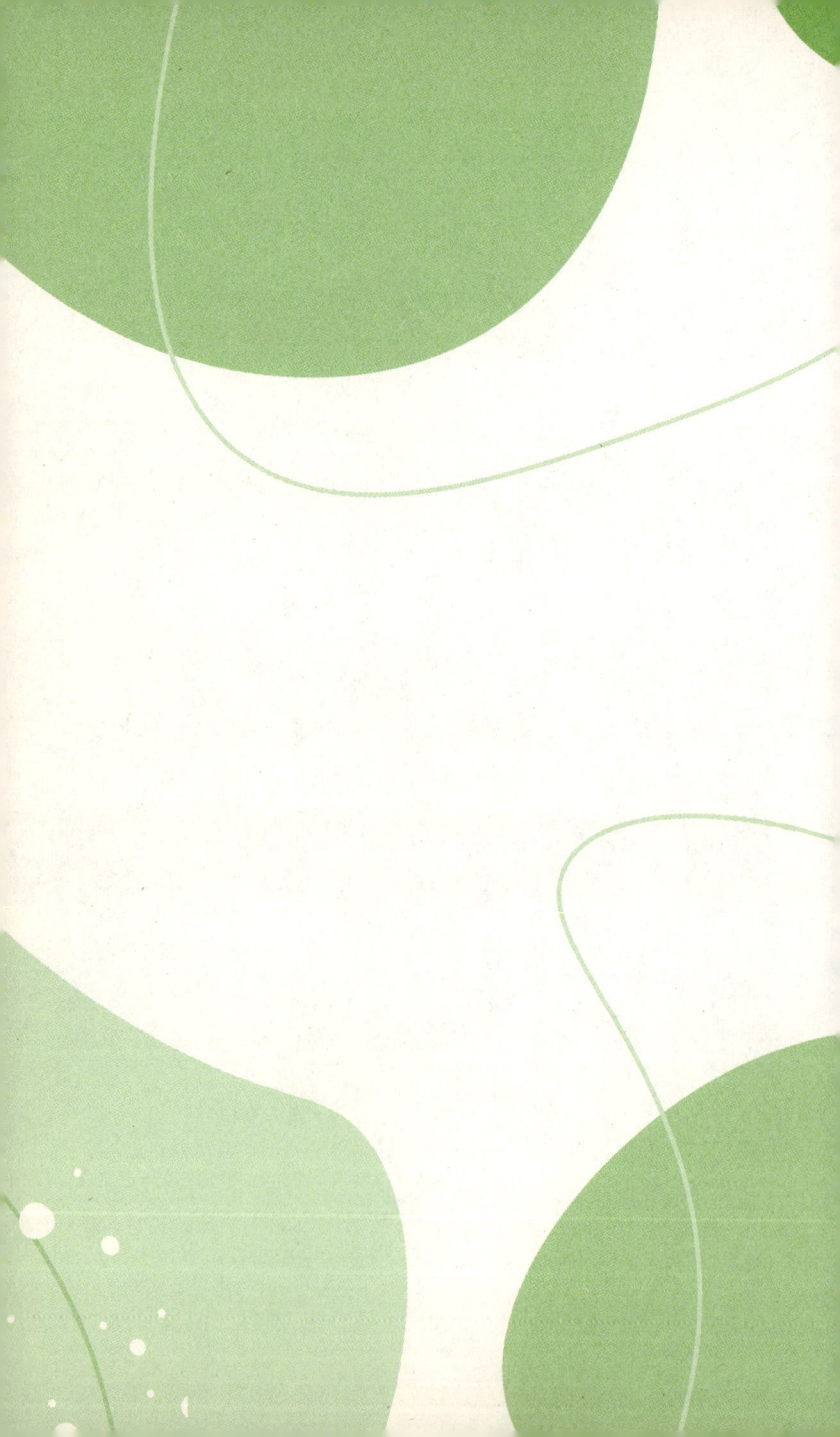

Te
acompaño

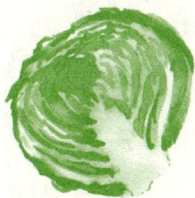

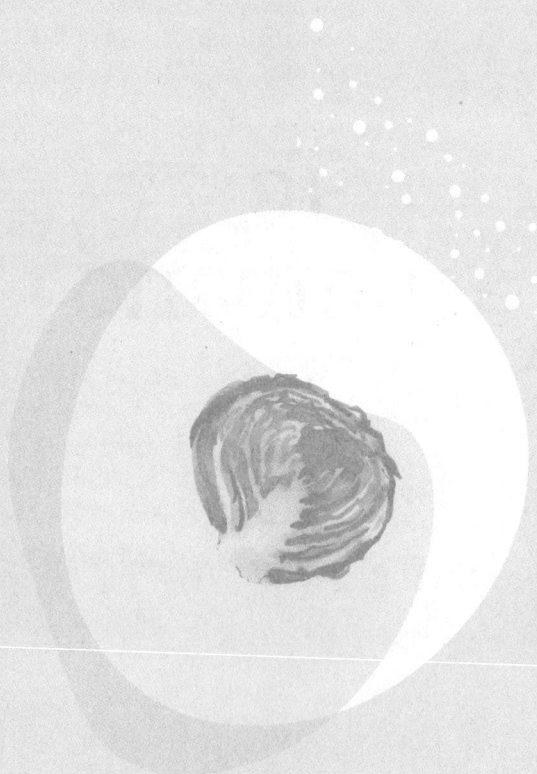

CAPÍTULO 8

A lo largo del libro hemos visto que la depuración hepática va más allá de lo físico. Dado que el hígado está estrechamente ligado a las emociones, se nos presenta una gran oportunidad para aprovechar la energía yang del détox en un viaje de introspección que nos ayude también a limpiarnos emocionalmente. Y aunque es un viaje que emprendemos solos, no hay nada como saber que contamos con apoyo.

En este capítulo te guío paso a paso y te acompaño en las dos semanas que engloba el proceso completo: los siete días para limpiar la alimentación, los cinco días para purificar el hígado y los dos días posteriores a la depuración en los que reintroduciremos los alimentos. Verás que cada día te doy consejos y recomendaciones clave para ir avanzando paso a paso, y siempre escuchando al cuerpo. También encontrarás espacios para ti, para que puedas anotar tus sensaciones y tus reflexiones durante el proceso.

Proceso predepurativo: siete días para limpiar la alimentación paso a paso

De lunes a domingo (o durante los siete días que tú elijas) iremos incorporando nuevos hábitos de alimentación a tus rutinas con el objetivo de ir «limpiando» tu forma de comer y preparando el cuerpo para la limpieza hepática. Te guío hacia una alimentación cien por cien limpia y basada en plantas.

Si ya sigues todas las recomendaciones del primer día, ve directamente al segundo día, y si no, al tercero, y así hasta encontrar algún hábito que no estés incorporando ya en tu rutina.

Día 1: predepuración

Hoy inicias tu viaje para sentirte mejor. Durante la semana predepurativa irás adoptando hábitos saludables poquito a poco. Recuerda que son acumulativos, así que avanzaremos sin prisa, pero sin pausa. ¡Manos a la obra!

1. **En ayunas, toma un vaso de agua templada o calentita con el zumo recién exprimido de medio limón.** Mantén este

hábito durante los días previos a la depuración. Deberás interrumpirlo durante el proceso depurativo y retomarlo al terminar.

2. **Elimina el café y sustitúyelo por café de algarroba, té o una infusión**. Dejar el café es el paso previo a la depuración que más recomiendo, pues, ya de por sí, «desengancharse» de esta bebida puede producir dolores de cabeza. Póntelo fácil y hazlo antes de la limpieza hepática para evitar este síntoma tan incómodo.

3. **Elimina el azúcar y la sacarina** y sustitúyelos por miel o estevia si necesitas usar algún edulcorante.

4. **Introduce los zumos o batidos verdes**. Es ideal tomarlos a primera hora de la mañana, ya que nos ayudan a dejar totalmente el café. Si no tienes costumbre de tomar zumos verdes, bébete solo la mitad por la mañana y, si te sienta bien, tómate el resto del zumo a media tarde. Mi receta de zumo verde détox por excelencia es el *Glory Morning*, que encontrarás en la página 197.

5. **Elimina la carne roja (ternera, cordero y cerdo)**. Hoy ya no comas carnes rojas, aunque aún puedes seguir comiendo carnes blancas (como pollo, conejo o pavo), pescado y huevos. Las carnes rojas suelen ser las de mayor contenido en grasas y, por tanto, almacenan más toxinas. A partir de hoy di «*bye bye*» a las toxinas procedentes de las carnes rojas de tu plato.

Diario día 1

Registra tus progresos y tus sensaciones

Día 2: predepuración

¡Buenos días! Hoy seguimos preparando el cuerpo para la depuración, centrándonos en alimentos naturales. Recuerda mantener los hábitos saludables que adquiriste ayer y enfoca el día con esta filosofía: «Si no sabes cómo pronunciarlo, no lo comas».

1. **Elimina los alimentos procesados/empaquetados**. Si lees la etiqueta de cualquiera de ellos, encontrarás nombres extraños difíciles de pronunciar. Todos estos ingredientes que te resultan desconocidos, también lo son para tu organismo. Los ingredientes añadidos a los productos envasados, como saborizantes, espesantes, colorantes, E-421, E-750, etc., son en su mayoría elementos químicos, tóxicos que introducimos en nuestro organismo y que interfieren en el equilibrio y el buen funcionamiento de nuestro sistema endocrino y del cuerpo en general.

2. **Descarta todos aquellos productos envasados que tengan una lista de más de cinco ingredientes**. Y más aún si hay alguno que no sabes ni reconocer. Si se trata de un componente extraño que no puedes ni pronunciar porque parece un trabalenguas, es mala señal; descártalo. Si se trata de un componente extraño para ti, aún lo será más para tu cuerpo, y este lo tratará como si fuera (y seguramente así sea) un elemento tóxico.

3. **Elimina cualquier tipo de azúcar refinado.** La industria alimentaria esconde azúcar bajo diferentes denominaciones que desconocemos. Nombres como glucosa, dextrosa, azúcar invertido, jarabe de maíz, fructosa, sorbitol, lactosa, xilitol... todos ellos son azúcar. Desgraciadamente, en muchas ocasiones, estos se encuentran en las primeras posiciones de las listas de ingredientes de los productos envasados. ¿Puedes identificar estos nombres en algunos productos que consumes habitualmente?

4. **Come fruta fresca o seca** (sin tostar y sin sal) como tentempié o piscolabis. Estos alimentos naturales te aportarán el toque dulce que el cuerpo te pide a media mañana o a media tarde, y te ayudarán a sustituir las barritas de cereales, las galletas y la bollería convencional. También puedes prepararte un delicioso pudin de chía como tentempié para eliminar y satisfacer el deseo de azúcar a la hora del postre o la merienda. Encontrarás la receta en la página 202.

5. **Elimina las carnes blancas (pollo, pavo y conejo).** Hoy puedes comer todo tipo de pescado o huevos. Las moléculas de la carne resultan mucho más difíciles de digerir que otros ingredientes de origen animal y, por lo tanto, el organismo requiere mucha energía para ello. El objetivo de un plan depurativo es hacer trabajar mucho menos al sistema digestivo para que nuestro organismo dedique la energía a reparar tejidos que puedan estar dañados, y sentirnos con más vitalidad.

Diario día 2

Registra tus progresos y tus sensaciones

....
....
....
....
....
....
....
....
....
....
....

Fijarse en las etiquetas de los productos que consumimos es clave para tomar conciencia de qué introducimos en nuestro organismo.

Día 3: predepuración

¿Cómo estás? ¿Cómo va eso de volver a tomar las riendas de tu salud? Para el día de hoy te traigo nuevas propuestas para ir sumando.

1. A partir de hoy **no pondremos el salero en la mesa** y moderaremos el uso de la sal en la preparación de los alimentos. Si puedes, es mejor que dejes de usarla, así ya te acostumbrarás para los cinco días de la limpieza hepática, en los que no vamos a incorporar sal a nuestros menús. En vez de sal utiliza hierbas aromáticas (orégano, albahaca, hierbas provenzales, romero, etc.) y especias (pimienta, comino, cúrcuma, canela, nuez moscada, curri, etc.) para potenciar el sabor de los platos.

2. **No tomes leche de vaca ni derivados lácteos** (yogures y quesos). Te propongo que los elimines a partir de ahora y durante el programa détox, y que seas tú quien compruebe si la leche es conveniente o no para la salud de tu cuerpo.

3. **Prueba las «leXes» o bebidas vegetales**, como la de almendras o avena. Si quieres un sabor más dulce, prueba la de arroz. Si quieres una textura más consistente, opta por la leche de coco.

4. **Sustituye los yogures de vaca** por yogures de soja orgánica o leche de almendras o coco, o por el famoso pudin de chía (receta en la página 202).

5. **Sustituye el queso rallado por levadura nutricional**. Si te animas, puedes encontrar recetas de quesos veganos en internet; hay muchísimas, y la mayoría hechas con frutos secos crudos. Y, por último, es una suerte que cada vez más se ofrezcan y comercialicen «quesos veganos» en establecimientos dietéticos e incluso en supermercados convencionales. Si no los encuentras, pregunta por ellos, así incentivarás que los pidan y los vendan.

6. **Regálate una flor o una vela**. Es muy importante alimentarte correctamente a través de los alimentos, pero también a través de las acciones hacia tu persona. Hoy mímate y regálate una flor o una experiencia que te guste, simplemente porque te lo mereces. Enciende una vela cada día, o un incienso, o cualquier otro elemento que cree un ambiente agradable y relajante que te recuerde la importancia del aquí y el ahora.

Las hierbas y las especias se han utilizado durante miles de años como medicina natural, ya que nos aportan grandes beneficios para la salud. La mayoría de ellas ofrecen propiedades antibacterianas, antiinflamatorias y alcalinizantes.

Diario día 3

Registra tus progresos y tus sensaciones

....
....
....
....
....
....
....
....
....
....
....
....
....
....
....
....
....
....

Día 4: predepuración

¡Buenos días! Y ya vamos sumando más y más hábitos saludables. Espero que no esté resultando demasiado difícil y que
ya estés experimentando algunos beneficios de este proceso
previo a la depuración, aunque sea poner en práctica tu fuerza
de voluntad. Para el cuarto día te propongo lo siguiente:

1. **Elimina el huevo**. Puedes seguir comiendo pescado de
   todo tipo. Te animo a probar el tofu o el tempeh orgánicos. Son dos alimentos proteicos derivados de la soja muy
   comunes entre quienes siguen un estilo de alimentación
   basado en plantas, pues tienen un elevado índice protei-
   co. Puedes encontrar tofu incluso en el supermercado, y el
   tempeh, en tiendas más especializadas, como dietéticas o
   herboristerías.

2. **Introduce un vegetal crudo nuevo en tu ensalada** (brócoli,
   alcachofa, calabacín, perejil, remolacha o brotes de alfalfa). Los alimentos crudos conservan mejor sus nutrientes,
   como las vitaminas y las enzimas activas, lo que les da un
   poder más nutritivo, antioxidante y depurativo.

3. **Lánzate a elaborar tus propios brotes y germinados**. Los
   más conocidos y consumidos son los brotes de alfalfa, los
   germinados de lentejas y los germinados de pipas.

Ocho razones por las que comer más germinados

* Contienen cien veces más enzimas que la fruta y los vegetales crudos.

* La calidad de las proteínas en legumbres, cereales, semillas y frutos secos es superior cuando están germinados.

* El contenido en fibra de legumbres, cereales, semillas y frutos secos incrementa sustancialmente.

* El contenido en vitaminas incrementa exponencialmente.

* Los ácidos grasos esenciales incrementan durante el proceso de germinación.

* Los minerales se combinan con las proteínas, lo cual incrementa su absorción.

* Son sumamente alcalinizantes.

* Resultan muy económicos y son fáciles de cultivar en casa.

¿Cómo germinar en casa?

1. Enjuaga y deja en remojo las semillas o el grano durante 24 horas.

2. Vuelve a enjuagar y pasa las semillas a un jarrón con ventilación, ya sea una tapa con rejilla o un trapo ajustado con una goma elástica. Deja el jarrón invertido e inclinado para que siga drenando el agua de las semillas y no se pudran.

3. Cada 8-12 horas enjuaga las semillas, y repite este mismo procedimiento durante 3-5 días.

4. Cuando los germinados tengan un tamaño apropiado, cuando ya tengan un rabillo apropiado al tamaño de cada semilla germinada, guárdalos dentro de la nevera para alargar su conservación hasta 6-7 días.

4. **Compra orgánico, de temporada y local** tanto como te sea posible. Los productos orgánicos certificados están muy regulados y se cultivan sin pesticidas, herbicidas, antibióticos u otros químicos que sí se utilizan en la agricultura convencional (o bien se cultivan con un mínimo de estas sustancias). Estos químicos, tóxicos para el organismo, se acumulan en el cuerpo cuando ingerimos fruta, verdura, carnes u otros productos que no son de cultivo ecológico. El precio de los productos bio/eco/orgánicos puede resultar un poco más caro, pero es mejor pagar para obtener alimentos de calidad que pagar facturas de médico y medicamentos, dolores de cabeza y disgustos.

Como dice el refrán, «más vale prevenir que curar».

Diario día 4

Registra tus progresos y tus sensaciones

....
....
....
....
....
....
....
....
....
....
....
....
....
....
....
....
....
....
....

Día 5: predepuración

¡Encaramos ya la recta final! Ya llevas casi una semana limpiando tu alimentación y queda poco para iniciar los días de depuración. ¿Cómo te sientes?

En el quinto día te hago una propuesta y te animo a darte una pequeña recompensa.

1. **Elimina el gluten** (trigo, espelta, kamut, cebada, y centeno y sus derivados: pan, pasta y la mayoría de cereales preparados para el desayuno). Compra pan, tostadas y pasta sin gluten. Asegúrate de que los cereales del desayuno no tengan trigo: puedes optar por los copos de avena, maíz, arroz o quinoa hinchada con frutos y frutas. Como alternativa a las tostadas hechas con harinas integrales puedes usar patata o boniato laminado grueso y horneado hasta que quede crujiente.

2. **Te animo a proponerte una cita**, con tu pareja, con un amigo o amiga, o contigo mismo, y salir a probar un nuevo restaurante vegetariano. Si iniciaste el proceso predepurativo un lunes, hoy llega el fin de semana y a lo mejor te apetece ir a cenar fuera. Seguro que no tendrás problemas para seguir las pautas establecidas hasta el día de hoy y podrás seguir descubriendo y experimentando nuevos sabores.

Diario día 5

Registra tus progresos y tus sensaciones

....
....
....
....
....
....
....
....
....
....
....

Granos, almidones y cereales sin gluten

Maíz, avena, arroz integral, arroz salvaje, quinoa, mijo, amaranto, alforfón, todo tipo de legumbres (lentejas, garbanzos, alubias, frijoles) y raíces y tubérculos (calabaza, patata, boniato, yuca, remolacha, zanahoria).

Día 6: predepuración

Estamos en los últimos momentos de este proceso. Llevamos ya casi una semana incorporando hábitos saludables a nuestra rutina alimentaria. ¿Notas la diferencia en tu cuerpo? Mis sugerencias para hoy son las siguientes:

1. **Elimina el pescado azul/graso** (atún, salmón, sardinas, caballa). Sí puedes tomar pescado blanco (rape, lenguado, merluza, pescadilla, dorada y rodaballo). El pescado azul se diferencia del blanco porque tiene un mayor contenido graso y, por lo tanto, acumula más toxinas, sobre todo metales pesados como el mercurio.

2. **¿Te animas a probar las algas?** Puedes encontrar diferentes tipos de algas en el mercado. Atrévete a ponerlas en tus platos. Las algas tienen un gran efecto desintoxicante en el organismo y sobre todo se las conoce por la capacidad de remover y eliminar los metales pesados acumulados dentro del organismo. Este vegetal marino es muy rico en aminoácidos, minerales como el yodo y el sodio, y ácidos grasos omega-3.

Algas más comercializadas

* **Kombu:** se utiliza para enriquecer los platos, ya que tiene un alto contenido en minerales. También se utiliza para cocinar legumbres, ya que aumenta su digestibilidad y disminuye las flatulencias.

* **Nori:** es la que se utiliza para hacer los rollitos de *sushi*.

* **Dulse:** de color rojizo y se suele encontrar en forma de copos. Es ideal para condimentar ensaladas, bocadillos, sopas y cremas de verduras, ya que potencia el sabor.

* **Wakame:** tiene un toque dulce y se suele presentar en grandes láminas. Es buena para combinar con salteados de verduras, cereales y legumbres.

3. **Acuérdate de comer sin gluten**. Las alternativas al gluten son estas: maíz, avena, arroz integral, arroz salvaje, quinoa, mijo, amaranto, trigo sarraceno y legumbres.

4. **Recuerda que a modo de piscolabis puedes tomar fruta fresca y seca**, o semillas, como las de girasol o calabaza. O prepararte un buen cúrcuma *latte* o *matcha latte* calentito o con hielo (como te apetezca). Hoy también es un buen día para prepararte un pudin de chía (receta en la página 202).

5. **Come a conciencia y sin distracciones:** *mindful eating.* No mires el televisor ni leas el periódico o una revista mientras comes. Disfruta de la compañía o saborea cada bocado tomando conciencia de los alimentos que pruebas. No comas demasiado rápido y asegúrate de masticar bien antes de tragar. Si sueles comer rápido y te cuesta evitarlo, este es mi truco: come con palillos chinos o con un tenedor pequeño, pues es de gran ayuda para ralentizar y disminuir el tamaño de los bocados.

Diario día 6

Registra tus progresos y tus sensaciones

Día 7: predepuración

Hoy es un día para reflexionar sobre todo lo que has experimentado durante la semana. Es el momento de escuchar el
cuerpo y de saber identificar los cambios, de reflexionar sobre
todos los síntomas de desintoxicación que ya has notado y de
pensar qué es lo que has estado comiendo hasta ahora que te
ha provocado esa intoxicación.

1. **Para desayunar toma solamente un batido verde generoso**.

2. **Si sientes que quieres picar algo a media mañana, toma
una pieza de fruta** (manzana, pera, sandía, melón, pomelo, piña o papaya). Come la fruta fuera de las comidas o
20 minutos antes de comer o cenar. Cuando comes fruta
de postre, los azúcares quedan retenidos en el estómago y
hacen cola para ser absorbidos detrás de las proteínas y los
carbohidratos de la comida. Durante este tiempo de espera
pueden fermentar, provocar gases e inflamar el estómago.

Hoy podrías regalarte contemplar una puesta de sol mientras te despides de esta primera semana de cambios. Antes
de irte a dormir responde y anota en tu diario las siguientes
preguntas:

Diario día 7

Registra tus progresos y tus sensaciones

¿Qué reacciones has visto en tu cuerpo?

....

....

....

....

....

¿Qué cambios has notado?

....

....

....

....

....

¿Cómo te has sentido emocional y energéticamente?

....

....

....

....

....

Depuración hepática: cinco días para purificar el hígado

Día 1: depuración hepática

Hay tres palabras que pueden cambiar tu vida para siempre: empieza por ti. Y es que si algo queremos ver cambiar en nuestras vidas, no hay cosa más fácil que empezar cambiando algo en nosotros mismos.

¡Te doy la bienvenida!

Truquito: cúrcuma para el dolor de cabeza

¿Qué tal el agua con cúrcuma de las mañanas? ¿Es difícil de tragar? Si es así, te propongo tomártela en forma de chupito para no alargar la agonía. No, no podemos saltárnosla, pero sí tomarla más rápido, seguida de un vaso de agua tibia antes del zumo o batido verde.

Por cierto, le agregamos la pizca de pimienta negra para aumentar la absorción de la curcumina, que es el pigmento que da color a la cúrcuma y que tiene propiedades antiinflamatorias y antioxidantes.

A continuación te listo algunos de los beneficios de la cúrcuma y las razones por las que te propongo beber cúrcuma en ayunas:

* Regenera las células hepáticas: estimula la síntesis de ADN, el material genético de estas células.

* Estimula los procesos de desintoxicación hepática: aumenta los niveles de antioxidantes naturales del organismo, como el glutatión en las células hepáticas, con potentes propiedades antioxidantes y desintoxicantes del hígado.

* Disminuye la inflamación y mejora el estado del síndrome metabólico: colesterol malo alto (LDL), triglicéridos altos, cardiopatías.

* Protege del daño producido por la radiación y la toxicidad de los metales pesados.

* Mejora la digestión de las grasas.

* Importante: alivia el dolor de cabeza.

Te invito a que escuches esta canción en el día de hoy: «Bruja», de Luna Santa.

Día 1: menú

EN AYUNAS:	1 vaso de agua tibia con ½ cucharadita de cúrcuma en polvo y una pizca de pimienta.
DESAYUNO:	infusión/zumo verde + 1 ½ taza de arroz.
MEDIA MAÑANA:	infusión + 1 ½ taza de arroz.
COMIDA:	1 vaso de caldo vegetal (receta en la página 206) + 3 tazas de arroz + ensalada de hojas verdes + col lombarda rallada (sazonada con curri)
MERIENDA:	infusión + 1 ½ taza de arroz.
CENA:	1 vaso de caldo vegetal + 2 tazas de arroz + espinacas y cebolla (puedes hacerlas al vapor, hervidas o salteadas con agua) y especiadas con cúrcuma (opcional).

Diario día 1

Registra tus progresos y tus sensaciones

Día 2: depuración hepática

Todo lo que nos pasa y cómo lo experimentamos depende de nuestra actitud. La actitud lo es todo, pues con ella interpretamos y creamos nuestra vida.

Cada día elegimos el color de las gafas que nos queremos poner: negras, rosas o verdes. Tú eliges...

¿Cómo va este segundo día? ¿Cómo van las emociones? Normalmente, todos pasamos por altibajos, y por lo general, las mujeres aún más a lo largo del mes, debido a los fuertes procesos hormonales. Durante la depuración tampoco nos salvamos de ello; es más, se puede agudizar porque estamos un tanto más sensibles.

¿Cómo vamos hoy? ¿De qué color son las gafas que llevas ahora mismo? ¿Lo ves todo rosa, verde, negro...? Todo está en tu mente...

¡Ánimo!

«La vida es un 10 % lo que te sucede y un 90 % cómo reaccionas ante ello.»
CHARLES R. SWINDOLL

Truquito: tónico facial de vinagre de manzana

Recuerda utilizar el tónico facial si ves que aparecen o quieren salir algunos granitos de acné en el rostro. Recuerda que para prepararlo debes mezclar una parte de agua por una parte de vinagre de manzana. Tras haberte limpiado la cara con un jabón natural apropiado para tu tipo de piel, aplícate el tónico en el rostro con un espray o con la ayuda de un algodón. Después deja que se seque solo ¡y ya verás el resultado!

Día 2: menú

EN AYUNAS:	1 vaso de agua tibia con ½ cucharadita de cúrcuma en polvo y una pizca de pimienta.
DESAYUNO:	infusión/zumo verde + 1 ½ taza de arroz.
MEDIA MAÑANA:	infusión + 1 ½ taza de arroz.
COMIDA:	1 vaso de caldo vegetal (receta en la página 206) + 2 tazas de arroz + remolacha rallada (puedes rallarla cruda o hervida) y cabezas de brócoli escaldadas.
MERIENDA:	infusión + 1 ½ taza de arroz.
CENA:	1 vaso de caldo vegetal + 2 tazas de arroz + 1 calabacín laminado y 1 pimiento verde cortado en mitades (puedes cocinarlos al horno o al vapor).

Diario día 2

Registra tus progresos y tus sensaciones

....
....
....
....
....
....
....
....
....
....
....
....
....
....

Hoy te invito a que escuches esta canción: «So free», de Alex Serra.

Día 3: depuración hepática

¿Has sentido que alguna vez te han señalado o cuestionado, o que se han burlado de ti? ¿Has oído algún comentario «chistoso» sobre la depuración hepática que estás llevando a cabo?

¿Cómo va este tercer día?

A día de hoy, muchas personas reportan ya cambios positivos y mejoras en la energía, las digestiones, la hinchazón, el aspecto de la piel, las alergias, el sueño, etc. ¡El esfuerzo vale la pena!

Si aún no has notado ningún beneficio, no te frustres. Cada cuerpo es diferente y tardará más o menos según su condición previa y su capacidad de metabolizar y movilizar las toxinas.

¡Sigue adelante! ¡Te mando un abrazo y muchos mimitos!

RECUERDA: Te sientas como te sientas, recuerda que ¡esta semana es para ti! Para encontrar momentos de cuidado, y no solamente para «cuidar» tu alimentación, sino para llevar a cabo alguna práctica enfocada en darte mimos, ya sea un paseo tranquilo, una meditación, un masaje, una ducha o un baño tranquilo con música relajante, leer antes de dormir o simplemente escribir con una vela encendida.

Día 3: menú

EN AYUNAS:	1 vaso de agua tibia con ½ cucharadita de cúrcuma en polvo y una pizca de pimienta.
DESAYUNO:	infusión/zumo verde + 1 ½ taza de arroz.
MEDIA MAÑANA:	infusión + 1 ½ taza de arroz.
COMIDA:	1 vaso de caldo vegetal (receta en la página 206) + 3 tazas de arroz + ensalada de hojas verdes y col lombarda rallada.
MERIENDA:	infusión + 1 ½ taza de arroz.
CENA:	1 vaso de caldo vegetal + 2 tazas de arroz + espárragos verdes y champiñones al vapor con ½ diente de ajo rallado.

«Al principio te preguntarán por qué lo haces. Más tarde te preguntarán cómo lo hiciste.»

Diario día 3

Registra tus progresos y tus sensaciones

....
....
....
....
....
....
....
....
....
....
....
....

Hoy te invito a que escuches esta canción: «Algo está cambiando», de Bomba Estéreo.

Día 4: depuración hepática

¡Ya casi lo tenemos! ¿Por casualidad te has despertado hoy mejor que los días anteriores?

Si aún sigues con un ánimo un poco decaído, quiero compartir contigo estos puntos para recordarte que la vida marcha como debe ser:

1. Tienes un techo sobre tu cabeza.

2. Estás respirando.

3. Tienes algo para comer.

4. Tienes agua para beber.

5. Tienes ropa que ponerte.

6. Tienes un buen corazón.

7. Deseas el bien a los demás.

8. Le importas a alguien.

9. Tienes un sueño.

10. Haces lo que está en tu poder para ser mejor.

«El dolor del proceso es solo temporal, pero el sentimiento de logro dura para siempre.»

RECUERDA: No olvides nunca el motivo por el que iniciaste este viaje, esta depuración. Esto debe darte suficiente fuerza para seguir con el día adicional que te queda.

Día 4: menú

EN AYUNAS: 1 vaso de agua tibia con ½ cucharadita de cúrcuma en polvo y una pizca de pimienta.

DESAYUNO: infusión/zumo verde + 1 ½ taza de arroz.

MEDIA MAÑANA: infusión + 1 ½ taza de arroz.

COMIDA: 1 vaso de caldo vegetal (receta en la página 206) + 2 tazas de arroz + col rallada (puedes tomarla cruda o hervida) y 1 cebolla al vapor.

MERIENDA: infusión + 1 ½ taza de arroz.

CENA: 1 vaso de caldo vegetal + 2 tazas de arroz + pimiento verde y calabacín laminado al horno.

Diario día 4

Registra tus progresos y tus sensaciones

....

....

....

....

....

....

....

....

....

....

....

....

Hoy te invito a que escuches esta canción: «Una con la tierra», de Luna Santa.

Día 5: depuración hepática

¿Pensabas que no ibas a llegar al quinto día? ¡Estoy muy muy orgullosa de ti! ¡A por el último día!

Día 5: menú

EN AYUNAS:	1 vaso de agua tibia con ½ cucharadita de cúrcuma en polvo y una pizca de pimienta.
DESAYUNO:	infusión/zumo verde + 1 ½ taza de arroz.
MEDIA MAÑANA:	infusión + 1 ½ taza de arroz.
COMIDA:	1 vaso de caldo vegetal (receta en la página 206) + 1 taza de arroz + 1 taza de guisantes hervidos y ensalada verde.
MERIENDA:	infusión + 1 ½ taza de arroz.
CENA:	1 vaso de caldo vegetal + 2 tazas de arroz + judías verdes y 1 cebolla al vapor, hervidas o salteadas con un poquito de agua.

RECOMENDACIÓN: ¿Cómo me siento? Esta noche o mañana por la mañana, escribe cómo te has sentido, cuáles han sido los beneficios experimentados y qué cambios físicos, mentales y emocionales has experimentado durante estos cinco días.

Diario día 5

Registra tus progresos y tus sensaciones

....

....

....

....

....

....

....

....

....

....

....

....

Hoy te invito a escuchar esta canción: «I am light», de India Arie.

Posdepuración: dos días para reintroducir los alimentos

Es el momento de recapitular, de agradecer la experiencia y el conocimiento adquirido durante este proceso détox, mientras reintegras los alimentos de manera consciente en tu rutina. Recuerda que, como decía Nelson Mandela... siempre parece imposible hasta que ya lo has hecho.

El primer día tras la depuración no debes tomar:

* Gluten
* Proteína animal (aunque sí puedes tomar pescado blanco para cenar)
* Cítricos
* Frutos secos (aunque sí puedes tomar semillas, como sésamo o pipas)

A partir del segundo día podrás reincorporar:

* Huevo
* Carnes blancas (pollo o pavo)
* Fruta ácida
* Pequeñas cantidades de frutos secos

«Te animo a aprovechar este proceso depurativo como una oportunidad para dejar los lácteos y el gluten, y reducir el consumo de proteína animal.»

Día 6 y 7: postdepuración

A continuación encontrarás mi propuesta para estos dos días tras la depuración. Se trata de una dieta de sabores suaves, con alimentos bajos en proteínas y grasas. Tras un détox intenso, volveremos poco a poco a una alimentación más variada.

Durante estos dos días puedes enriquecer el batido verde de la depuración añadiéndole los siguientes ingredientes:

* ½ plátano
* frutos del bosque
* remolacha

Durante estos dos días te invito a reflexionar sobre la vertiente más espiritual de la depuración, a valorar tus relaciones y tus objetivos, a analizar el camino que has emprendido y a centrarte en la meta que quieres alcanzar. Tras la desconexión, ahora toca reconectar.

> **«Hay una fuerza motriz más poderosa que el vapor, la electricidad y la energía atómica: la voluntad.»**
> ALBERT EINSTEIN

Día 6: menú

DESAYUNO:	1 batido verde enriquecido
MEDIA MAÑANA:	toma fruta de temporada o pudin de chía (receta en la página 202).
COMIDA:	*kitchari* tradicional de la India (receta en la página 242).
MERIENDA:	toma fruta de temporada o pudin de chía (receta en la página 202).
CENA:	crema de espinacas con tofu marinado (receta en la página 210).

Día 7: menú

DESAYUNO:	1 batido verde enriquecido
MEDIA MAÑANA:	toma fruta de temporada o pudin de chía (receta en la página 202).
COMIDA:	ensalada templada de azuki (receta en la página 238).
MERIENDA:	toma fruta de temporada o pudin de chía (receta en la página 202).
CENA:	cóctel de coliflor con crema de calabacín (receta en la página 230)

Diario días 6 y 7

¿Qué cambios has notado en tu cuerpo
y tu mente tras la depuración hepática?

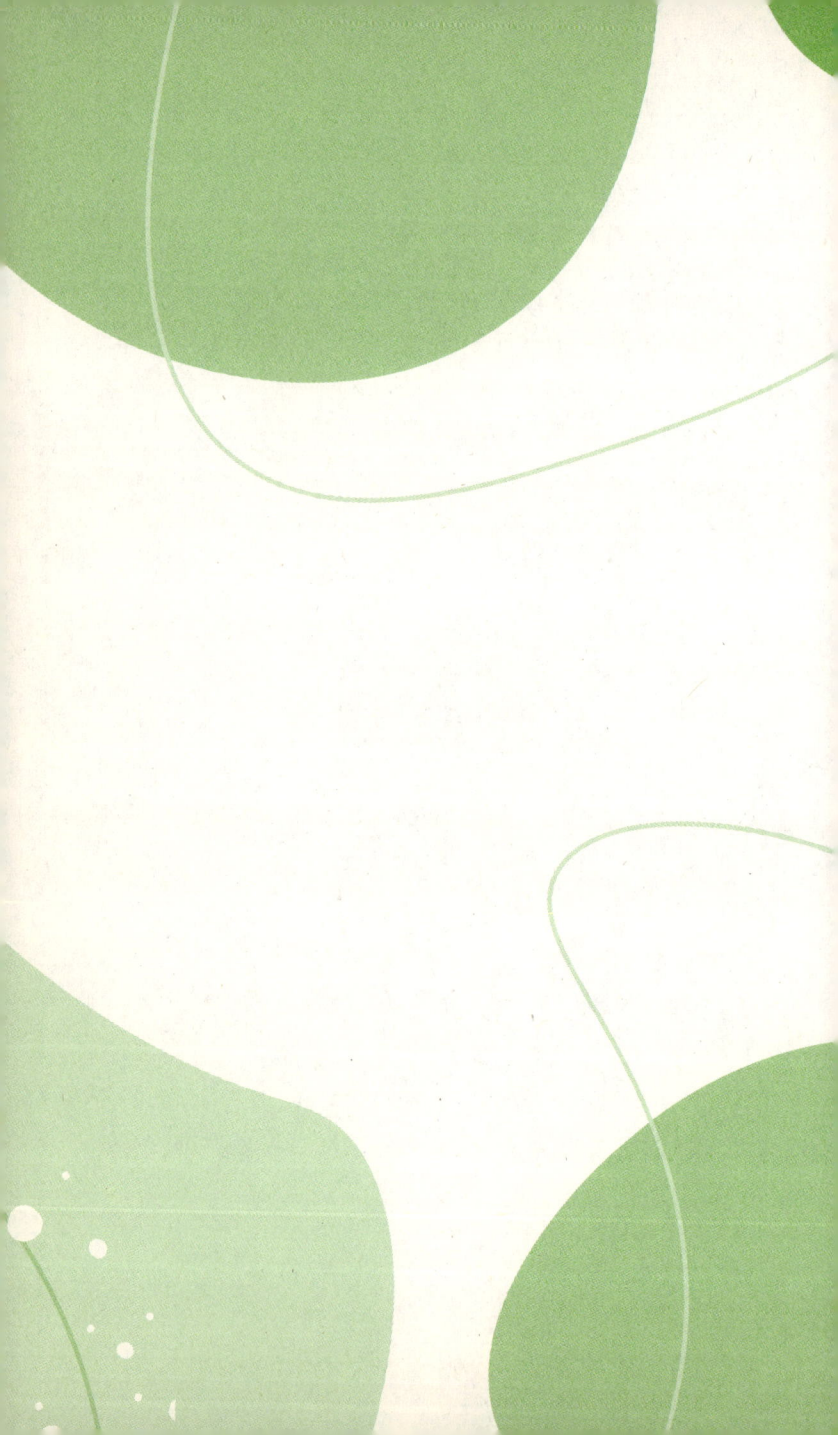

Recetas

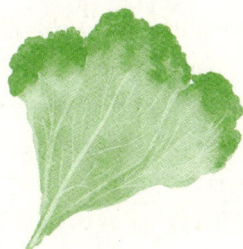

En este apartado encontrarás diez recetas extra que siguen al protocolo indicado para los cinco días de depuración hepática. Como verás, son opciones fantásticas si te apetece dar un toque creativo, y puedes intercalarlas libremente en las comidas o cenas de esos días.

Recetas extra
que siguen el protocolo
depurativo

· · · · · · · · · · · ·

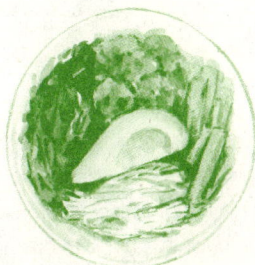

Crema de espinacas, brócoli y espárragos

INGREDIENTES
PARA 2 PERSONAS

– 100 g de espinacas frescas

– 80 g de brócoli

– 8 espárragos

– 1 cebolla blanca

– 2 ramas de apio

– 2 dientes de ajo

– 1 ramita de cilantro

– 20 g de pimentón

– 2 ramitas de tomillo

– 3 hojas de laurel

– 30 g de perejil

– 5 g de cúrcuma

– 2 galletas de arroz

– 1 cucharadita de semillas de chía

PREPARACIÓN

1. Primero prepararemos un caldo para usar como fondo de la crema. En una olla pon el apio partido en cuadraditos de 7 centímetros, el ajo, la cebolla partida a cuartos, el cilantro cortado, el tomillo, el laurel, el pimentón, la cúrcuma y 2 litros de agua. Lleva a hervir a fuego lento durante una hora. Apaga y reserva.

2. Corta el brócoli en trocitos de 5 a 7 centímetros. A los espárragos córtales su parte inferior más dura.

3. Pon a hervir un litro de agua en una olla para escaldar el brócoli durante 3 minutos, y lo mismo con los espárragos y las hojas de espinacas. Hazlo por turnos, poniendo de inmediato los

ingredientes en agua fría para cortar la cocción, y reserva. Esta técnica se llama «blanquear» y permite que se concentren y mantengan más las propiedades de todos los alimentos verdes.

4. Cuela el caldo y viértelo en una licuadora con el brócoli, los espárragos y las espinacas ya blanqueados. Agrega la cucharadita de chía y licua durante 2 minutos. Vuelve a colar la mezcla.

5. Pon a hervir la crema en una olla a fuego medio durante 5-7 minutos para reducirla, hasta que adquiera una textura más espesa. Déjala reposar durante 5 minutos y sírvela acompañada de galletas de arroz y de unas hojas de cilantro o perejil para decorar.

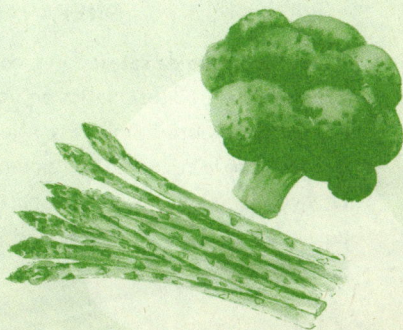

Cremoso de champiñones con cebolla morada, espárragos asados y ensaladilla de arroz con verdes

INGREDIENTES
PARA 2 PERSONAS

- 450 g de champiñones
- 1 cebolla morada
- 6 espárragos
- 70 g de arroz
- 20 g de apio
- 40 g de espinacas
- 20 g de cilantro

- 2 cucharadas de vinagre de manzana
- 1 cucharada de ajo en polvo
- 7 g de cúrcuma en polvo
- 2 hojas de laurel
- 1 ramita de tomillo
- 30 g de brotes
- 3 o 4 hojas de cilantro

PREPARACIÓN

1. **Para el cremoso de setas:** corta los champiñones a láminas y la cebolla a cuadraditos. Hazlos en una sartén a fuego medio durante aproximadamente 15 minutos. Mientras se van haciendo, agrega una pizca de la cucharada de ajo en polvo y una pizca de cúrcuma. Una vez que está todo cocido, pasa la mezcla a un procesador de alimentos o licuadora, y procesa hasta obtener una textura de puré. Reserva.

2. **Para el arroz:** pon 2 litros de agua en una olla e inmediatamente añade las hojas de laurel, las ramitas de tomillo y una segunda pizca de la cucharada de ajo en polvo. Deja que hierva el agua, agrega el arroz, baja el fuego y tápalo. Deja que se haga 60 minutos, o hasta que el arroz esté cocinado.

3. **Para la ensaladilla:** pica el apio en láminas de medio centímetro y las espinacas en juliana. Agrega el cilantro picado, la cucharada de vinagre de manzana y una tercera pizca de la cucharada de ajo en polvo. Mezcla con el arroz hasta que esté todo integrado.

4. **Para los espárragos:** escalda los espárragos en agua hirviendo durante 40 segundos. Sácalos de inmediato y ponlos en un bol u otro recipiente con agua fría durante un minuto más para cortar su cocción. Saltéalos en una sartén durante un minuto. Agrega la otra cucharada de vinagre de manzana y la cuarta pizca de la cucharada de ajo en polvo. Reserva.

5. **Para el emplatado:** en un plato hondo, sirve el cremoso de base. A un lado sirve el arroz. Corta los espárragos en 3 trozos cada uno y colócalos encima del puré delicadamente, acompañados de las hojas de cilantro y los brotes para decorar.

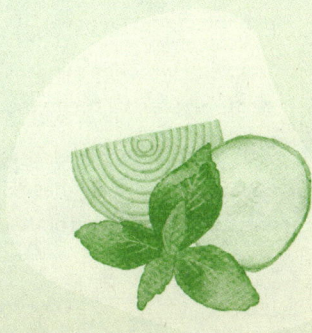

Espaguetis de arroz con verduras

INGREDIENTES
PARA 2 PERSONAS

- 100 g de fideos de arroz

- 1 cebolla mediana

- 1 puñado de brotes de soja

- 1 diente de ajo

- 2 cucharadas de vinagre de manzana

- ¼ de taza de caldo de verduras

- Pimentón rojo en polvo

- Hojas frescas de cilantro

- ½ taza de caldo vegetal (receta en la p. 206)

PREPARACIÓN

1. Cuece los fideos de arroz en un cazo con agua hirviendo durante 10 minutos.

2. En una sartén a fuego medio, echa la cebolla picada en juliana, los brotes de soja y el diente de ajo picado muy pequeño. A este sofrito agrégale el caldo vegetal, el vinagre de manzana y el pimentón rojo en polvo.

3. Tras remover unos minutos, mezcla esta salsa con los fideos de arroz. Saltéalos a fuego medio durante unos minutos y sírvelos en un plato.

4. Para acabar, usa algunas hojas de cilantro fresco para adornar y dar aún más sabor al plato.

Hamburguesas de espinacas y champiñones

INGREDIENTES
PARA 2 PERSONAS

- 100 g de arroz integral seco
- 20 g de espinacas frescas
- ½ diente de ajo
- 20 g de champiñones
- 1 cucharada de semillas de chía
- Pimienta negra y comino

PREPARACIÓN

1. Enjuaga muy bien el arroz integral y luego cuécelo en una olla con una taza y media de agua durante unos 35 minutos.

2. Mientras se cuece el arroz, procesa las espinacas y los champiñones con el ajo en una licuadora o procesador de alimentos hasta obtener una pequeña cantidad de pasta.

3. Combina en un recipiente el arroz cocido, la chía, las especias y la pasta de espinacas y champiñones que acabas de preparar. Agrega a la mezcla media taza de agua caliente y remuévelo todo. Déjalo reposar 15 minutos.

4. Transcurrido este tiempo, haz bolitas con las manos con porciones de la preparación y aplástalas para darles forma de hamburguesa.

5. Caliéntalas en una sartén o parrilla hasta que se doren un poco.

Hamburguesas de remolacha

INGREDIENTES
PARA 2 PERSONAS

- 100 g de arroz integral
- ½ remolacha
- 1 cucharada de semillas de chía
- ¼ de cebolla

- 2 cucharadas de cilantro picado
- 1 cucharadita de ajo en polvo
- 1 cucharadita de eneldo seco
- 2 clavos de olor

PREPARACIÓN

1. Enjuaga muy bien el arroz integral y luego cuécelo en una olla con una taza y media de agua durante unos 35 minutos.

2. Mientras se va haciendo el arroz, procesa la remolacha y la cebolla en una licuadora o procesador de alimentos hasta obtener una pequeña cantidad de pasta.

3. Combina en un recipiente el arroz cocido, la chía, el cilantro, el eneldo, el clavo, el ajo en polvo y la pasta de remolacha con la cebolla que acabas de preparar. Agrega a la mezcla media taza de agua caliente y remuévelo todo. Déjalo reposar 15 minutos.

4. Transcurrido este tiempo, haz bolitas con las manos con porciones de la preparación y aplástalas para darles la forma de hamburguesa.

5. Caliéntalas en una sartén o parrilla hasta que se doren un poco. Puedes servirlas acompañadas de una ensalada verde.

Saquitos de verduras con papel de arroz (espárragos, brócoli, acelgas y cebolla)

INGREDIENTES
PARA 2 PERSONAS

– 6 obleas de arroz

– ½ remolacha grande

– 20 g de espinacas

– Brotes de girasol

– ¼ de pepino

– 3 espárragos verdes

– Cebolla en polvo

– Orégano en hojitas o polvo seco

PREPARACIÓN

1. Corta la remolacha y el pepino a tiras finas.

2. Cuece los espárragos durante unos 5 minutos y córtalos al mismo tamaño que la remolacha y el pepino.

3. Pon a calentar agua para ablandar las obleas.

4. Remoja las obleas y disponlas en una superficie plana. Rellénalas con las verduras cortadas, además de las hojas de espinacas y los brotes de girasol.

5. Agrega una pizca de cebolla en polvo y orégano antes de enrollar las obleas.

Nota: para hacer los rollitos un poco más consistentes puedes rellenarlos con 2 cucharadas de arroz integral.

Rollos de acelga rellenos de arroz con espinacas, champiñones, perejil y cilantro

INGREDIENTES
PARA 2 PERSONAS

- 70 g de arroz
- 6 hojas de acelga
- 200 g de espinacas
- 15 g de champiñones
- 70 g de cilantro
- 70 g de perejil
- 1 cucharadita de ajo en polvo
- 1 cucharadita de orégano molido
- 1 cucharadita de cúrcuma en polvo
- 2 cucharadas de vinagre de manzana

PREPARACIÓN

1. Pon el arroz en una sartén a fuego medio y agrega la cúrcuma, el orégano, el ajo, el perejil picado y 1 cucharada de vinagre de manzana. Cocina durante 1-2 minutos.

2. Agrega 210 mililitros de agua caliente y deja cocinar durante 30 minutos. Pasado este tiempo, baja el fuego, tapa la sartén y deja que se haga 30 minutos más hasta que esté cocido. Reserva.

3. Lava muy bien las hojas de acelga y quítales los tallos con un corte en V lo máximo que se pueda, de forma que solo quede la parte verde.

4. Pon a calentar 1 litro de agua con una cucharada de vinagre de manzana. Ya con el agua hirviendo, escalda cada una de las hojas de acelga durante 40 segundos y ponlas de inmediato en agua con hielo (choque térmico) para cortar la cocción; así mantendrán todos los nutrientes y su clorofila intactos, además de tener una textura ideal para hacer los rollos.

5. Ya con el arroz listo, pon una sartén a fuego medio y agrega las espinacas cortadas en juliana, el cilantro picado y los champiñones cortados a láminas. Cocina durante 4 minutos y mézclalo con el arroz.

6. Para hacer los rollitos, pon en una superficie las hojas de acelga secas y totalmente abiertas, agrega 2 cucharadas soperas abundantes de la mezcla del arroz, dobla por los costados y luego enrolla.

7. Sirve y ¡a disfrutar!

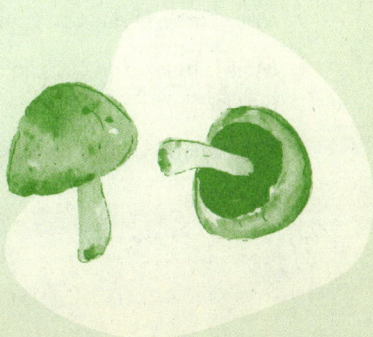

Sushi vegetal

INGREDIENTES
PARA 20 UNIDADES

- 250 g de arroz para *sushi*

- ¼ de vaso de vinagre de manzana

- 4 hojas de alga nori

- Alfalfa

- Verduras variadas cortadas a tiras (pepino, rabanito, cebollino, pimiento verde)

- Rúcula, canónigos, lechuga u otra ensalada

PREPARACIÓN

1. Cuece el arroz según el tiempo indicado. Es preferible seguir usando arroz integral.

2. Esparce el arroz de modo que ocupe unos tres cuartos del alga nori, en una capa de aproximadamente un centímetro de grosor.

3. Dispón las verduras a tiras y los demás ingredientes encima del arroz a unos 3-4 centímetros del borde inferior.*

4. Enrolla el *sushi*, empezando por el borde con el arroz. Para sellar el rollito, moja el alga con agua.

5. Moja la hoja de un cuchillo con agua y corta el rollito en 6-8 piezas.

6. Sírvelos con vinagre de manzana para untar.

* Puedes asar el pimiento verde para darle otro toque de sabor diferente al *sushi*.

Tallarines de arroz con verduras

· · · · · · · · · · · ·

INGREDIENTES
PARA 2 PERSONAS

- 100 g de tallarines de arroz
- ½ calabacín
- 5 floretes de brócoli
- ¼ de cebolla
- 1 taza de caldo vegetal
- 1 cucharadita de postre de cúrcuma en polvo

PREPARACIÓN

1. Corta el calabacín a tiras finas, corta la cebolla a medias lunas y separa los floretes del resto del brócoli.

2. En una sartén o wok, saltea las verduras con un poco de cúrcuma y la taza de caldo vegetal.

3. En una cazuela, hierve agua y cuece los tallarines de arroz. Una vez listos, mézclalos con las verduras y sirve.

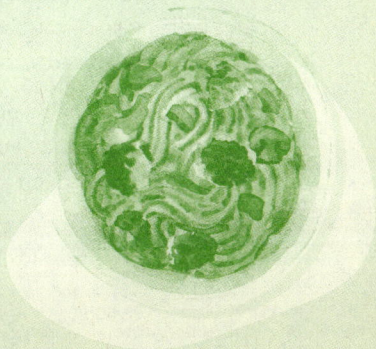

Rollitos de calabacín asados rellenos de ensaladilla de remolacha, pepino y cilantro

INGREDIENTES
PARA 2 PERSONAS

- 2 calabacines

- 1 remolacha

- 2 cucharadas de vinagre de manzana

- 1 pepino

- 7 hojas de espinacas

- 10 g de ajo en polvo

- 3 g de cúrcuma

- Racimo de cilantro

PREPARACIÓN

1. Corta los calabacines a lo largo en láminas muy finas. Agrega un poco de cúrcuma y ajo a cada una por lado y lado.

2. Pon a calentar una sartén o una parrilla a fuego medio-alto y coloca las láminas de calabacín para que se asen durante 2 minutos por lado. Retira y reserva.

3. Pela la remolacha y rállala por el lado grueso del rallador. Corta el pepino en cuadraditos de 1 o 2 centímetro. Corta las espinacas en juliana y pica el cilantro en trocitos muy pequeños.

4. Agrega a la sartén el vinagre de manzana, una pizca de ajo, un poco de cúrcuma y mezcla bien todos los ingredientes ya cortados.

5. En una superficie plana, pon las láminas de calabacín ya asadas y agrega una cucharada abundante de la ensaladilla en la mitad de la lámina. Enróllalas y sirve.

Opcional: puedes acompañarlo con tortitas de arroz o arroz integral.

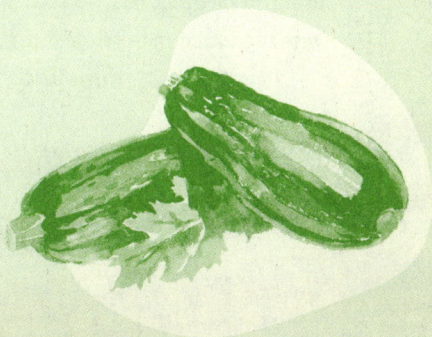

En este apartado he reunido 36 recetas que están muy indicadas para la semana previa al détox y los dos días posteriores. Es decir, que te servirán tanto para limpiar tu alimentación durante la semana previa a la depuración como para reintroducir los alimentos en los dos días de reconexión posteriores al protocolo détox.

Todas las recetas siguen la filosofía «come limpio» y, además de saludables, son sabrosas y fáciles de preparar. De hecho, te animo a incluirlas en tu repertorio de recetas para el resto del año.

Y es que para gozar de una salud óptima no basta con hacer una depuración cada cierto tiempo, sino que también hay que procurar tener un estilo de alimentación y de vida saludable. Mi idea es que tengas a mano un montón de opciones, no solo para los días détox, sino para que te resulte más sencillo seguir una alimentación limpia durante todo el año.

Recetas para los días previos y posteriores a la depuración

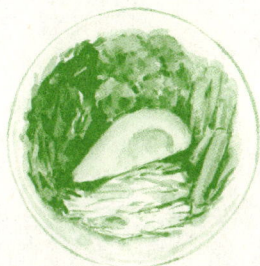

Bebidas

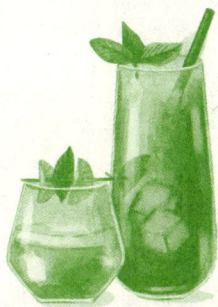

Batido antioxidante y antiinflamatorio de zanahoria y naranja

INGREDIENTES
PARA 1 PERSONA

– 1 zanahoria mediana, a trozos pequeños, o rallada si la licuadora no es muy potente

– 1 naranja mediana

– ½ puñado de almendras o nueces

– 1 cucharada de semillas de chía

– 1 trocito pequeño de jengibre (1 cm aproximadamente)

– 300 ml de leche vegetal de coco (ajustar si se quiere más líquido)

– 1 cucharadita de cúrcuma en polvo o 1 trocito de cúrcuma fresca

PREPARACIÓN

1. Bate todos los ingredientes en una batidora hasta obtener una textura cremosa. Corrige la cantidad de líquido si prefieres una textura más líquida.

2. Puedes decorar con unas semillas de chía o cáñamo y un poco de cúrcuma en polvo.

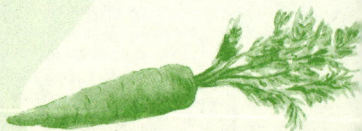

Batido de hojas verdes, pomelo, manzana y fresas

INGREDIENTES
PARA UN VASO GRANDE

– 1 puñado de hojas verdes

– ½ pomelo, pelado y sin semillas

– 6 fresas

– ½ manzana

– 1 trocito de 1 cm de jengibre

– 1 cucharada de semillas de linaza

– 1 taza de agua

PREPARACIÓN

Mezcla todos los ingredientes en la batidora y corrige la textura, si es necesario, añadiendo más agua.

Nota: Si quieres más cantidad de zumo, puedes usar un pomelo y una manzana entera.

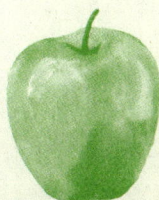

Batido de remolacha, zanahoria y manzana

INGREDIENTES
PARA 1 PERSONA

- ½ remolacha pequeña
- 1 zanahoria mediana
- 1 manzana

- 2 cm de jengibre fresco
- Zumo de 1 limón
- 300 ml de agua

PREPARACIÓN

Pon todos los ingredientes en la batidora y licua hasta adquirir una consistencia homogénea.

Nota: Se puede añadir más agua si el zumo queda muy espeso para tu gusto.

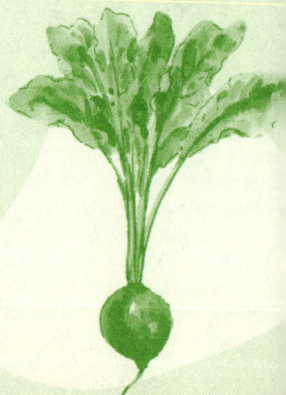

Batido de canónigos, rúcula, pera y cúrcuma

INGREDIENTES
PARA 1 PERSONA

- 1 puñado de canónigos
- 1 puñado de rúcula
- 1 pera
- 1 cm de jengibre

- ½ cucharadita de cúrcuma en polvo
- 1 pizca de pimienta
- Agua o agua de coco

PREPARACIÓN

Vierte todos los ingredientes en una batidora y licua hasta obtener una bebida homogénea.

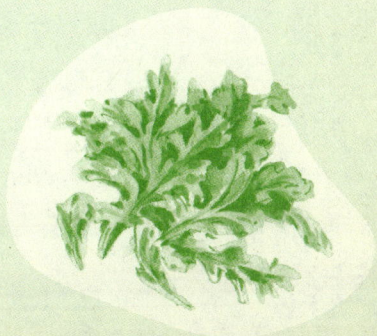

Batido de kale
y naranja con aloe vera

INGREDIENTES
PARA 1 PERSONA

- 3 hojas de kale sin los tallos

- 1 naranja

- 1 cucharada de gel de la hoja de aloe vera o de zumo ya preparado

- 1 cucharada de semillas de chía

- 1 cucharada de mantequilla de cacahuete

- 1 vaso de leche vegetal de almendras sin endulzar

PREPARACIÓN

1. Bate todos los ingredientes en una batidora hasta tener una mezcla homogénea.

2. Puedes añadir por encima semillas de tu elección, como las de sésamo, chía o cáñamo.

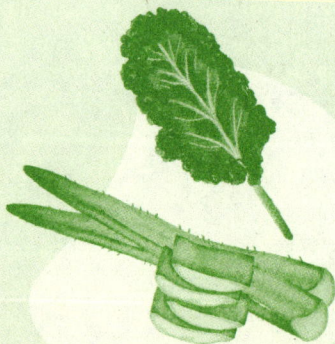

Zumo
Glory Morning

INGREDIENTES
PARA UN VASO GRANDE

- 1 manzana verde

- ½ pepino

- 3 ramas de apio

- 1 trocito de jengibre

- 1 puñado de hojas verdes (espinacas o lechuga, o col, o canónigos, berros o rúcula)

- 1 trocito de raíz de cúrcuma

PREPARACIÓN

Vierte todos los ingredientes en una batidora y licua hasta obtener una bebida homogénea.

Nota: Si prefieres prepararte un batido en vez de un zumo, entonces debes agregar en tu batidora unos 300 ml de agua o agua de coco y reducir a una rama de apio.

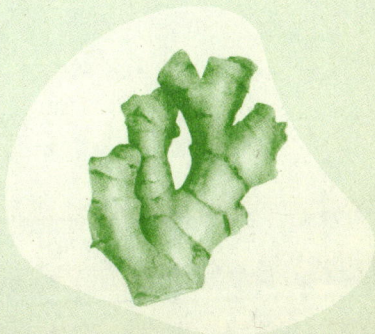

Zumo medicinal de col

INGREDIENTES
PARA UN VASO GRANDE

– 4 hojas de col

– ½ caqui (persimón) grande

– 4-5 hojas de hierbabuena

– 250 ml de agua

PREPARACIÓN

Bate todos los ingredientes y corrige la textura añadiendo más caqui o col para dar más espesor, o más líquido si lo prefieres más diluido.

Nota: Debes tomarlo en ayunas durante un mínimo de diez días seguidos para favorecer la reparación de toda la mucosa digestiva. Es especialmente recomendable en caso de úlcera o ardor estomacal.

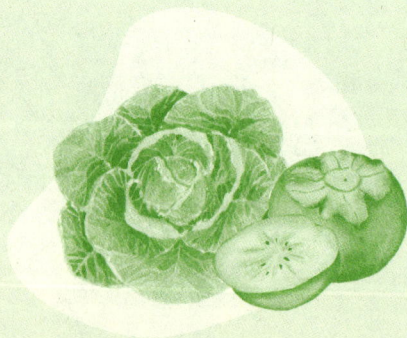

Zumo de remolacha, rábanos y aloe vera

INGREDIENTES
PARA 1 PERSONA

- 1 remolacha
- 1 limón
- 1 pedacito de aloe vera de 2 cm de grosor
- 7 hojas de espinaca

- 1 tallo de apio
- 2 rábanos pequeños
- 150 ml de agua
- 10 g de cúrcuma

PREPARACIÓN

Pela la remolacha y pártela a cuartos. Lava muy bien las hojas de espinaca. Corta en trozos pequeños el tallo de apio y los rábanos. Pela el limón y córtalo a cuartos. Por último, pela la cúrcuma con una cucharita pequeña.

Nota: Esta receta puede prepararse en forma de extracto o de batido. Si tienes extractor, se trata de pasar todos los ingredientes por la máquina y tomar el zumo que sale de él. Si tienes licuadora, vierte todos los ingredientes en el vaso de la batidora, agrega el agua y licua hasta que no queden grumos.

Zumo verde

Los ingredientes para nuestro zumo verde serán exclusivamente los siguientes, sin ninguna variante fuera de las opciones mencionadas a continuación.

INGREDIENTES
PARA UN VASO GRANDE

- 1 puñado de hojas verdes (espinacas, lechuga, diente de león, col kale)
- 2 ramas de apio
- ½ pepino
- ½ manzana verde
- 1 trocito de jengibre (del tamaño de la uña del dedo pulgar)

PREPARACIÓN

1. Pon todos los ingredientes en un extractor de zumos y licua hasta obtener una bebida homogénea.

2. Si no tienes extractor de zumos, puedes preparar un batido agregando 100 ml de agua a la mezcla y pasando el batido por un colador o malla para preparar quesos con el fin de extraerle la fibra y de que la bebida quede más fina, no tan fibrosa. Te resultará más agradable para beber.

3. El zumo o batido se pueden preparar la noche anterior si es que a primera hora de la mañana no tienes tiempo o resulta demasiado ruidoso. Sin embargo, asegúrate de guardarlo en un tarro o en una botella bien cerrada en el frigorífico.

Piscolabis

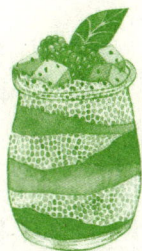

Pudin de chía

INGREDIENTES PRINCIPALES
(1-2 raciones)

– 250 ml de leХe vegetal (cuanto más alta en grasa, más cremoso quedará el pudin; usa de almendras, avena o coco)

– 45 g de semillas de chía

INGREDIENTES OPCIONALES
(según el sabor que le quieras dar a tu pudin)

– 1 cucharadita de sirope de arce/ agave o miel

– 1 cucharada de cacao en polvo

– 1 plátano

– 1 taza de arándanos

– 5 fresas

PREPARACIÓN
(opción A)

1. En una taza o un tarro de cristal, mezcla las semillas con leХe vegetal. Agrega el ingrediente opcional, cortado a trocitos, y vuelve a mezclar.

2. Deja en reposo durante un mínimo de ocho horas para que tome la consistencia de pudin, dentro del frigorífico.

3. Decóralo con *toppings* (granola, fruta, semillas, etc.) antes de servir.

(Opción B, mi recomendación)

Esta opción hace la textura del pudin más fina y es más fácil que la mezcla cuaje.

1. Vierte la leXe vegetal y las semillas dentro de una batidora y agrega el ingrediente opcional que prefieras. Bátelo hasta que quede una mezcla homogénea y viértelo dentro de una taza o de un tarro de cristal.

2. Deja en reposo durante un mínimo de ocho horas para que tome la consistencia de pudin, dentro del frigorífico.

3. Decóralo con *toppings* (granola, fruta, semillas, etc.) antes de servir.

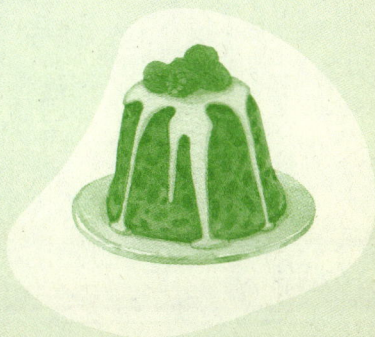

Entrantes
y sopas

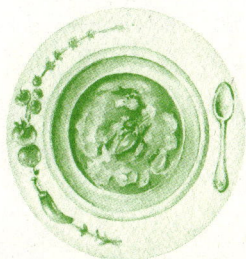

Caldo vegetal

INGREDIENTES
PARA 1 L DE CALDO

– 1 l de agua

– 1 cebolla

– 2 ramas de apio

– 5 ramitas de perejil

PREPARACIÓN

1. Hierve todos los ingredientes en el agua durante unos 30-40 minutos. Se conservará bien en la nevera unos 3-4 días.

2. Para que se conserve mejor añádele unas gotitas de zumo de limón. Separa las verduras del caldo y úsalas para mezclar con el cereal en alguno de tus platos.

3. La receta es para un litro, que fácilmente podremos tomar en un solo día. Duplica o multiplica los ingredientes dependiendo de la cantidad de caldo que prepares a la vez.

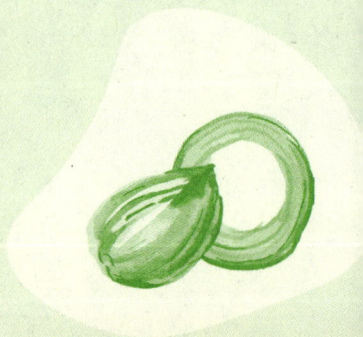

Ceviche de mango

INGREDIENTES
PARA 2 PERSONAS

- 1 mango, picado a dados*
- 10 g de hojas frescas de albahaca, picada
- ¼ de cebolla morada, a tiras finas
- 100 g de jícama (o pepino si no encuentras), picada a dados
- 1 zanahoria rallada
- 50 g de lechugas mixtas, picadas
- 50 g de anacardos/nueces de la India, a trozos
- Zumo de 2 limones
- ¼ de cucharadita de pimienta cayena

PREPARACIÓN

Combina todos los ingredientes ya picados en un recipiente y adereza con el zumo de limón y la pimienta cayena.

Opcional: puedes acompañar con tortitas o tostadas sin gluten.

.....
*   Puedes sustituir el mango por melocotón.

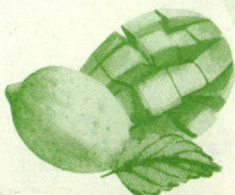

Crema de brócoli, tahini y almendras

INGREDIENTES
PARA 2 PERSONAS

- 1 brócoli grande
- ½ cebolla
- 2 dientes de ajo
- 1 hoja de laurel
- 1 cucharada de tahini

- 40 g de almendras crudas, peladas
- Sal
- Pimienta negra
- Aceite de oliva virgen extra

PREPARACIÓN

1. Pela y corta la cebolla y el ajo lo más finos posible. Póchalos en una sartén con un poco de aceite y rectifica de sal y pimienta. Agrega la hoja de laurel para darle más sabor y retírala al finalizar la cocción.

2. Lava y corta el brócoli en pequeños ramilletes. En una olla, ponlo a hervir. Cuando empiece, déjalo unos 10-15 minutos. Reserva el agua de cocción.

3. Tritura el brócoli junto con 30 gramos de almendras crudas, el tahini, un poco de pimienta, la cebolla con el ajo, y el agua de la cocción del brócoli. Rectifica de sal. Bate hasta que quede una crema más o menos fina, a tu gusto.

4. Tuesta en una sartén el resto de las almendras.

5. Sirve la crema con las almendras tostadas y un chorrito de aceite de oliva en crudo. Espolvorea con los restos del brócoli.

Crema de calabacín, pimiento y zanahoria al horno

INGREDIENTES
PARA 2 PERSONAS

- 1 zanahoria grande

- 2 calabacines

- 1 pimiento rojo grande

- Bebida vegetal de almendras, coco o cáñamo

- 1 cucharada de tahini

- 1 cucharada de aceite

- 1 pizca de sal

- 1 pizca de pimienta

- Hierbas aromáticas al gusto

- Semillas de girasol, de calabaza u otros *toppings* (opcional)

PREPARACIÓN

1. Precalienta el horno a 180 °C y forra una bandeja con papel de horno.

2. Corta las zanahorias y los calabacines a lo largo y por la mitad. Quita las semillas del pimiento y córtalo también por la mitad.

3. Aliña las verduras con sal y pimienta, así como con las hierbas que tengas y te gusten: tomillo, orégano, perejil seco, romero, etc. Añade un chorro de aceite por encima y mételas en el horno durante 20-30 minutos, en función del horno.

4. Sácalas del horno y bátelas junto con la bebida vegetal y el tahini. Si prefieres la crema más líquida añade más bebida vegetal.

5. Añade *toppings* al gusto: semillas de girasol, semillas de calabaza, levadura nutricional, algas para ensalada, etc.

Crema de espinacas con tofu marinado

. . . .

INGREDIENTES
PARA 2 PERSONAS
Tofu

– 200 g de tofu extrafuerte, cortado a dados

– 2 cucharaditas de aceite de oliva

– ⅛ de cucharadita de hierbas provenzales

– ⅛ de cucharadita de pimentón dulce

– ⅛ de cucharadita de ajo

– Tamari

Crema de espinacas

– 1 manojo de espinacas tiernas

– 2 tomates, cortados en trozos grandes

– 3-4 dientes de ajo, picados

– 1 cm de jengibre, picado

– ½ cucharadita de especias indias *garam masala* para espolvorear

– ⅛ de cucharadita de pimentón dulce

– ¾ de cucharadita de comino en polvo

– ½ taza de leche de coco

– 2 cucharaditas de aceite

– Sal al gusto

– 1-2 cucharaditas de sirope de arce (opcional)

– 1 cucharadita de zumo de limón fresco (opcional)

PREPARACIÓN
Tofu

1. Añade en un recipiente todos los ingredientes, asegurándote de que el tofu queda totalmente impregnado de la salsa. Deja marinar en la nevera durante 10 minutos.

2. Pasado este tiempo, calienta 2 cucharaditas de aceite en una sartén. Una vez que el aceite esté caliente, añade el tofu y remueve con cuidado para que no se rompa. Saltea durante 5-6 minutos hasta que el tofu esté ligeramente dorado y reserva.

Crema de espinacas

1. Calienta una cucharadita de aceite en una sartén y cocina las espinacas hasta que se hayan reducido (aproximadamente un minuto). Reserva.

2. En otra sartén, calienta una cucharadita de aceite a fuego medio. Una vez caliente, añade el jengibre y el ajo picados, y saltea hasta que desaparezca el olor a crudo.

3. Añade los tomates cortados a dados y cocina hasta que los tomates estén suaves y blandos, unos 3-4 minutos.

4. Añade las hojas de espinaca que habías reservado, el comino en polvo, el pimentón dulce, sal y las especias *garam masala*. Cocina las espinacas y el tomate con las especias durante 2 minutos y retira del fuego.

5. Deja que se enfríe un poco y pasa la mezcla a una batidora o procesador de alimentos. Añade un cuarto de taza de leche de coco y tritura hasta obtener una pasta suave. Reserva.

6. En la misma sartén en que se ha cocinado el tomate y las espinacas, añade el puré de espinacas a fuego medio. Agrega un cuarto de taza de leche de coco y mezcla.

7. Añade el tofu salteado a la crema de espinacas. Mezcla bien y agrega un poquito de agua si lo consideras para ajustar la consistencia de la crema a tu gusto. Añade también el sirope, si se utiliza, y mezcla.

8. Tapa y deja que la mezcla se cocine a fuego lento durante 10 minutos a temperatura media-baja.

9. Exprime un poco de zumo de limón fresco (opcional) y sirve caliente con pan indio o arroz integral.

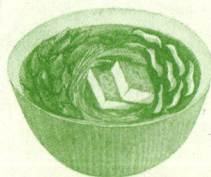

Sopa fría de pepino, aguacate y menta

INGREDIENTES
PARA 2 PERSONAS

- 2 pepinos
- 2 aguacates maduros
- 2 cebollas
- 8-10 hojas de menta fresca
- 1 pizca de comino en polvo

- 1 litro de caldo de verduras casero frío
- 200 ml de leche vegetal de almendras
- Sal marina

PREPARACIÓN

1. Lava y pela los pepinos, córtalos a trozos y retira las semillas.

2. Corta los aguacates por la mitad y retira el hueso. Con una cuchara separa la cáscara de la pulpa y reserva la pulpa.

3. Lava y pela las cebollas. Trocéalas.

4. Procesa los pepinos junto con los aguacates, la cebolla y las hojas de menta, y ve agregando paulatinamente el caldo y la leche de almendras.

5. Condimenta con sal y comino.

6. Sirve decorando con unas hojas de menta fresca.

Crema de guisantes, pepino y manzana

INGREDIENTES
PARA 2 PERSONAS

- 1 taza de guisantes (pueden ser congelados)
- ½ pepino sin piel
- 1 manzana
- 1 rama de apio pequeña
- 250 ml de bebida vegetal
- 5 almendras peladas
- Especias: cebolla en polvo y pimienta
- 1 pizca de sal

PREPARACIÓN

1. Lo primero que hay que hacer es poner a cocer los guisantes al vapor entre 5 y 10 minutos.

2. Cuando estén listos, déjalos enfriar un poco y, a continuación, ponlos en una batidora junto con el resto de los ingredientes. Prueba y, si lo deseas, corrige la textura y el sabor batiendo más para que quede más fino o agregando un poco más de sal.

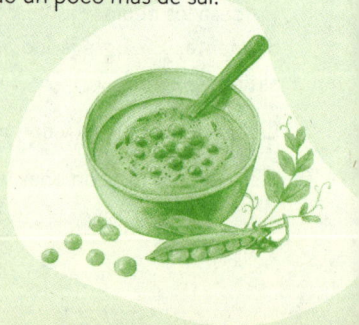

Paté de espinacas

INGREDIENTES
PARA 2 PERSONAS

– 1 puñado de espinacas

– 5 nueces de California

– 1 cucharada de crema de cacahuete o almendra

– 1 cucharada de levadura nutricional

– Zumo de medio limón

– Sal al gusto

PREPARACIÓN

1. Cuece al vapor las espinacas durante unos 3 minutos, hasta que se ablanden.

2. Bate a continuación las espinacas cocidas junto con el resto de los ingredientes en una batidora.

3. Añade el agua de la cocción de las espinacas si quieres una textura más líquida, y corrige sabores agregándole más sal si hace falta.

4. Decóralo y disfrútalo con crudités o con galletas saladas sin gluten.

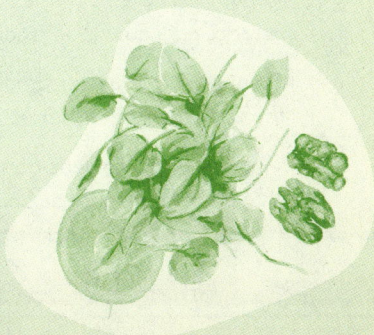

Ensalada casera de vegetales y frutas

INGREDIENTES
PARA 2 PERSONAS

- 1 mango
- 2 aguacates Hass
- 1 cebolla roja
- 1 pimiento rojo
- 1 rama de cilantro

- 2 tomates
- 2 limones
- 4 cucharadas de aceite de oliva
- 4 cucharadas de vinagre blanco
- Sal y pimienta al gusto

PREPARACIÓN

1. Corta los vegetales y las frutas en dados de 2 centímetros.

2. Corta la cebolla en dados muy pequeños y ponla en agua fría con vinagre y sal para que se deshidrate y pierda un poco el ácido, pero quede crocante.

3. Al aguacate debes ponerle un poco de aceite después de cortarlo, para que no se oxide y se ponga negro.

4. El mango se corta a cuadraditos, y se le agrega un chorrito de limón para que se conserve.

5. El pimiento rojo se debe cortar por la mitad y se le quita toda la parte blanca. Después se corta en cuadrados muy pequeños.

6. El cilantro se debe cortar y poner en agua con hielo para que se mantenga fresco.

7. El tomate hay que cortarlo a dados de 2 centímetros.

8. Unos 10 minutos antes de servir, saca la cebolla, lávala en un colador y sécala muy bien.

9. Cuanto tengas todos los ingredientes listos, mézclalos en un bol, salpimiéntalo y agrega el jugo de 2 limones, un poco de vinagre blanco y unas cucharadas de aceite de oliva. Mézclalo todo y ¡listo!

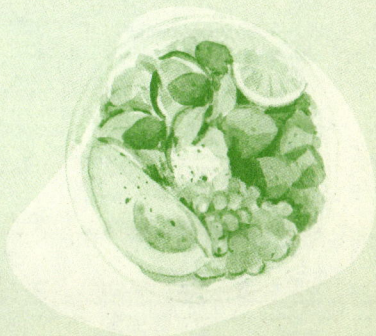

Sopa de tomate y pimientos ahumados con maíz tostado

INGREDIENTES
PARA 2 PERSONAS

- 7 tomates bien maduros
- 1 pimiento rojo
- 4 dientes de ajo
- 30 g de cebolla/puerro
- 4 hojas de laurel
- 1 ramita de tomillo

- 10 hojas de albahaca
- 1 mazorca de maíz
- 3 cucharadas de aceite de oliva
- 1 cucharadita de azúcar de coco
- 1 pizca de sal

Para el caldo

- 2 tallos de apio
- 1 zanahoria
- ½ cebolla blanca
- 2 dientes de ajo
- 1 l de agua

- Sal, pimienta, pimentón al gusto
- 2 hojas de laurel
- 3 ramitas de tomillo
- 2 hojas de albahaca

PREPARACIÓN

1. Agrega los ingredientes del caldo en una olla y déjalos hervir durante 30-40 minutos, hasta que tengas un caldo con mucho sabor. Reserva a temperatura ambiente.

2. Desgrana la mazorca de maíz cruda y ponla en una sartén con un poco de aceite de oliva o mantequilla ghee. Dórala durante 7-10 minutos a fuego bajo y reserva.

3. Pon el pimiento directamente en el fogón a fuego medio y gíralo por todos los lados hasta que esté un poquito tostado. Retíralo del fuego y pélalo bien. Puedes hacer esto mismo horneando el pimiento: filetea el pimiento, saca las semillas, córtalo en juliana y métalo en el horno. Reserva.

4. Ya con el caldo listo en una sartén, agrega 3 cucharadas de aceite de oliva, el ajo partido a cuartos, el puerro cortado fino, las ramitas de tomillo y las hojas de laurel, una pizca de sal, pimienta y pimentón, y haz un sofrito.

5. Una vez que está el sofrito listo, agrega los tomates previamente pelados, el pimiento picado y media cucharadita de azúcar de coco. Cocina a fuego medio durante 20 minutos.

6. En una licuadora o procesador, pon toda la mezcla de alimentos (saca las ramitas de tomillo y las hojas de laurel antes de procesar). Agrega caldo suficiente para cubrir y licua durante 2 minutos. Pasa la mezcla por un colador, viértela de nuevo en la olla y deja que se reduzca durante 10 minutos más.

7. Decora con el maíz tostado y unas hojas de albahaca fresca.

Sopa de verduras de la abuela

INGREDIENTES
PARA 2 PERSONAS

- 70 g de guisantes
- ½ cebolla blanca
- 1 zanahoria
- 2 dientes de ajo
- 2 ramas de apio
- 30 g de brócoli
- 30 g de calabacín
- 1 patata
- ½ plátano macho (opcional)
- ½ pimiento rojo

- 250 g de habas frescas
- 2 hojitas de laurel
- 1 ramita de tomillo
- 1 pizca de sal
- 1 pizca de pimienta
- 1 pizca de orégano
- 1 pizca de pimentón
- 1 cucharada de aceite
- 4 ramitas de cilantro o perejil

PREPARACIÓN

1. Pela las habas y los guisantes (si están en sus vainas) y reserva.

2. Corta la cebolla, la zanahoria, el ajo y el apio en dados de 2 centímetros aproximadamente y ponlos en una olla con un poco de aceite, sal, pimienta, orégano, laurel, tomillo y pimentón. Sofríe durante 7 minutos.

3. Pasados los 7 minutos, agrega el resto de los ingredientes: brócoli, calabacín, patata, plátano macho, guisantes, pimiento rojo y habas.

4. Pica el cilantro fino y agrégalo a la olla.

5. Pon 2 litros de agua, tapa y cocina a fuego medio durante 40 minutos, hasta que la sopa tenga una textura no tan líquida y sus sabores se hayan acentuado.

6. Deja reposar 15 minutos y ¡a disfrutar!

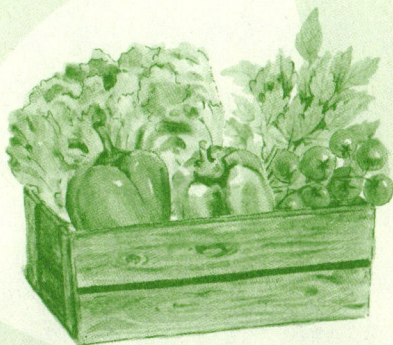

Platos fuertes

· · · · · · · · · · ·

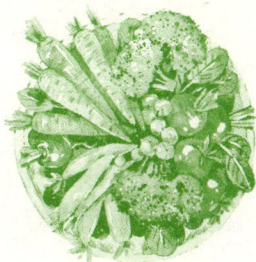

Bol de coliflor
e hinojo especiado
al horno

INGREDIENTES
PARA 2 PERSONAS

- 1 coliflor mediana, cortada en pequeños ramilletes
- 1 bulbo de hinojo, a láminas gruesas
- Especias al gusto (comino, jengibre, cúrcuma, ajo en polvo, canela, hierbas provenzales)

- Mezcla de hojas verdes
- Semillas de granada
- Aceite de oliva virgen extra
- 1 cucharadita de sirope de arce/agave
- Zumo de ½ limón
- Sal

PREPARACIÓN

1. Precalienta el horno a 180 °C.

2. Prepara el aliño vertiendo un chorro de aceite de oliva junto con las especias y la sal. Mezcla bien.

3. Añade la coliflor y el hinojo al recipiente, y mezcla de tal forma que queden bien impregnados del aliño. A continuación, coloca la coliflor y el hinojo en una bandeja para horno previamente forrada con papel vegetal. Hornea durante 30-40 minutos, vigilando hasta que la coliflor y el hinojo estén tiernos.

4. Prepara la vinagreta para la ensalada verde con un poco de aceite de oliva virgen extra, zumo de limón y el sirope de tu elección.

5. Al servir, dispón en un bol una base de hojas verdes variadas, aderezadas con la vinagreta. Pon encima la coliflor y el hinojo. Por último, decora con semillas frescas de granada.

Nota: Si quieres un plato más saciante, puedes añadir un poco de arroz integral o quinoa cocida.

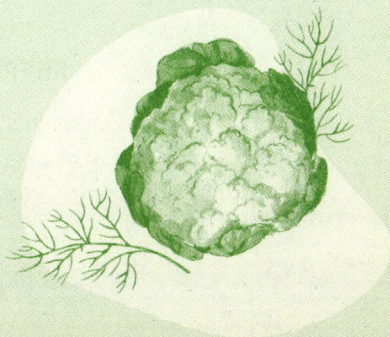

Buddha bowl de hojas verdes con faláfel y salsa de yogur vegetal

INGREDIENTES
PARA 2 PERSONAS

- 400 g de garbanzos
- ½ cebolla
- 2 dientes de ajo
- 1 cucharadita de comino molido
- Perejil fresco

- 1 cucharada de chucrut
- Sal
- Harina de avena (opcional)
- Aceite de oliva virgen extra
- 2 puñados de mezcla de lechugas

Salsa de yogur

- 1 diente de ajo
- Menta o hierbabuena fresca
- Zumo de ½ lima

- 1 yogur vegetal (coco, almendra o soja eco)
- 1 pizca de pimienta, aceite y sal

PREPARACIÓN

1. Pon los garbanzos en remojo durante 12 horas junto con una cucharada de sal marina o de vinagre de manzana sin pasteurizar. Transcurrido ese tiempo, escurre y enjuaga.

2. En un procesador de alimentos, tritura los garbanzos con el resto de los ingredientes excepto la cebolla.

3. Pica la cebolla a mano muy pequeñita y agrégala a la mezcla anterior. Si es necesario, se puede añadir un poco de harina de avena a la mezcla para darle consistencia a la masa.

4. Forma bolitas de esta pasta y dales forma de hamburguesa. Deja reposar los faláfeles al menos una hora en la nevera, o toda la noche.

5. Para preparar la salsa de yogur, corta muy pequeño el diente de ajo, corta la menta o hierbabuena, y junto con el resto de los ingredientes añádelo todo al yogur vegetal. Mezcla y reserva en la nevera. El sabor debe ser intenso, así que corrige los ingredientes a tu gusto. Puede aguantar 2-3 días en la nevera.

6. Precalienta el horno a 180 °C, con calor arriba y abajo.

7. Cuando la masa de los faláfeles haya reposado, píntalos por ambos lados con un poco de aceite de oliva, con ayuda de un pincel de cocina. Ve colocándolos en una bandeja de horno forrada con papel de horno.

8. Introduce la bandeja en el horno a media altura y deja que se cocinen 10 minutos. Después, dales la vuelta y vuelve a cocinarlos 10 minutos más. Lo ideal es que se hayan dorado un poco por ambos lados, así que, si no es así, puedes hornearlos unos minutos más.

9. Para servir puedes poner una base de hojas verdes de tu elección. Incorpora el faláfel y el chucrut y, por último, adereza con la salsa de yogur.

Carne de lentejas

INGREDIENTES
PARA 2 PERSONAS

- 250 g de lentejas pardinas
- ½ cebolla blanca
- 30 g de puerro
- 2 dientes de ajo
- 1 ramita de apio
- ½ pimiento rojo
- 1 zanahoria

- 1 patata grande
- Hierbas aromáticas frescas o secas: laurel, tomillo, orégano
- 7 g de cúrcuma en polvo
- 15 g de curri amarillo
- Sal y pimienta al gusto
- 1 cucharada de aceite

PREPARACIÓN

1. Deja las lentejas en remojo durante 4 horas. Enjuágalas bien y ponlas a hervir durante 40 minutos. Retira y reserva.

2. Haz un sofrito o guiso con la cebolla, el puerro, el ajo, el apio, el pimiento rojo picado, la sal, la pimienta, la cúrcuma, el curri, la zanahoria a dados o en *brunoise*, y la patata cortada a daditos. Agrega las hierbas aromáticas y ponlo todo a sofreír con un poco de aceite de oliva durante 10 min.

3. Pasado este tiempo, agrega agua o un caldo de vegetales, y deja cocinar las verduras hasta que estén al dente, más bien tirando a duritas. Sácales el exceso de agua y machácalas con un tenedor hasta tener la consistencia de un puré. Dales una forma redonda.

4. Puedes refrigerar las hamburguesas en la nevera sin problema durante 7 días o bien congelarlas.

5. En el momento de comerlas, ásalas en una sartén a fuego medio con un poco de aceite durante un minuto por cada lado y listo. Pueden servirse acompañadas de una buena ensalada o vegetales salteados.

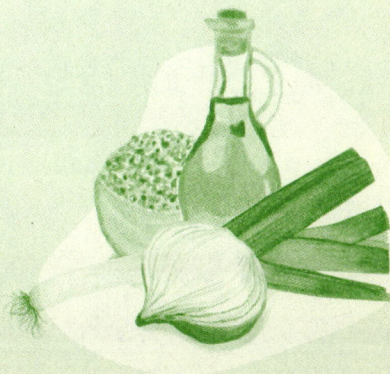

Cóctel de coliflor
con crema de calabacín

INGREDIENTES
PARA 2 PERSONAS
Cóctel de coliflor

– ½ coliflor pequeña

Para la salsa

– ¼ de cebolla dulce, picada

– ½ pimiento rojo

– 1 cucharada de tahini

– 1 cucharada de zumo de limón

– 1 cucharada de postre de comino molido

– Pimienta dulce/pimentón (opcional)

Crema de calabacín

– 1 calabacín

– ½ cebolla

– 1 pizca de sal del Himalaya

– 1 pizca de pimienta

PREPARACIÓN
Cóctel de coliflor

1. Cuece la coliflor al vapor durante 10 minutos para que quede al dente.

2. Mezcla los ingredientes de la salsa en una batidora y tritúralo todo.

3. Emplata la coliflor y báñala con la salsa.

Crema de calabacín

1. Pon a hervir el calabacín junto con la cebolla durante 15 minutos. Pasado este tiempo, escurre el agua y guarda una taza de unos 250 mililitros.

2. Tritura el calabacín y la cebolla con una batidora de mano o dentro de una batidora y ve agregándole poquito a poco el agua de la cocción hasta lograr la consistencia de sopa que desees.

3. Añade sal y pimienta al gusto y sirve.

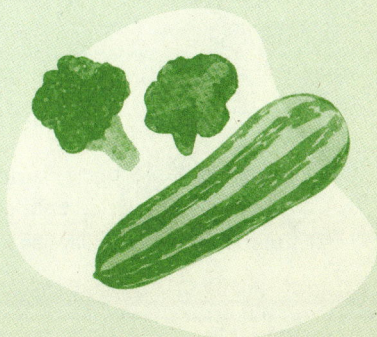

Dhal de lentejas rojas

· · · · · · · · · · ·

INGREDIENTES
PARA 2 PERSONAS

- 125 g de lentejas rojas, partidas
- 1 tomate maduro
- ½ cebolla
- ½ diente de ajo
- ½ cm de jengibre fresco
- 2 cucharadas de aceite de oliva
- 200 ml de agua o leche de coco

Especias

- 1 cuchara pequeña de cúrcuma en polvo
- 1 cuchara pequeña de comino en grano
- 10-15 hojas de curri secas
- ¼ de cucharadita de pimienta negra
- 1 rama de canela
- ¼ de cuchara de asafétida (opcional)
- 2-3 guindillas picantes (opcional)
- Sal marina a gusto
- Cilantro fresco para decorar

PREPARACIÓN

1. Lava bien las lentejas. Pon una olla al fuego con abundante agua y cuece las lentejas durante unos 20 minutos o hasta que queden tiernas. Escúrrelas, lávalas y reserva.

2. Pela y pica finos la cebolla, el tomate y el ajo. Ralla el jengibre.

3. Coloca el aceite en la sartén o wok donde se preparará el *dhal* y ponlo a fuego medio. Agrega todas las especias en grano, las hojas de curri y las guindillas. Calienta hasta que las semillas empiecen a saltar.

4. Agrega el ajo picado y el jengibre rallado, y mezcla con las especias.

5. Añade el tomate picado o triturado y la cebolla, y sigue mezclando con las especias unos minutos.

6. Incorpora las lentejas hervidas y remueve bien.

7. Agrega las especias en polvo, la rama de canela y la sal.

8. En este momento añade los líquidos: leche de coco o agua, según tu preferencia, y deja que se cocine unos 15 minutos o hasta que los líquidos se hayan reducido.

9. Decora un poco con hojas de cilantro fresco y sirve.

Notas: Si nunca has utilizado lenteja roja, ten en cuenta que se cuece mucho más rápido que la lenteja que solemos utilizar, ya que son lentejas peladas. Las hojas de curri no se consiguen frescas fácilmente, pero en las tiendas de alimentos de la India las tienen secas.

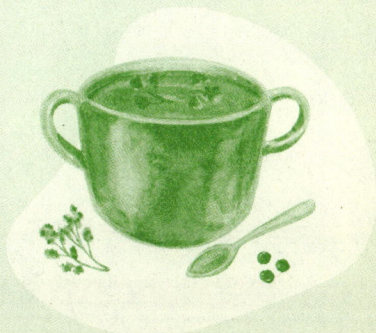

Ensaladilla rusa

INGREDIENTES
PARA 2 PERSONAS
Para la ensaladilla

- 3 patatas medianas*
- 2 zanahorias
- ½ cebolla roja
- 5 o 6 arbolitos de brócoli
- 80 g de guisantes frescos
- 50 g de maíz dulce bio (bote de cristal o fresco)
- 1 puñado de aceitunas negras

Para la veganesa

- 50 ml de bebida de almendra sin endulzar
- 70 g de anacardos, o nuez de la India
- Zumo de ½ limón
- ½ diente de ajo o ajo en polvo (opcional)
- Sal al gusto
- 1 pizca de cúrcuma

* Puedes sustituir las patatas por 2 manzanas si quieres una receta más fresca y crujiente.

PREPARACIÓN

1. Pon los anacardos en remojo en agua caliente durante 20 minutos.

2. Corta las verduras a daditos pequeños. Cuécelas al vapor empezando por la patata y la zanahoria, y añadiendo 5 minutos después los guisantes y los arbolitos de brócoli, hasta que todo esté tierno, pero sin estar demasiado hecho.

3. Prepara la veganesa mientras se cuecen las verduras. Es importante que la leche vegetal de almendras esté a temperatura ambiente. Vierte en el vaso de la batidora los anacardos escurridos, el zumo de limón y el ajo. Ve añadiendo progresivamente la leche vegetal y batiendo la mezcla a una velocidad lenta hasta que adquiera una textura de mayonesa.

4. Deja enfriar las verduras para luego ponerlas junto con la cebolla fresca, las aceitunas y el maíz en un bol donde lo mezclarás todo con la veganesa. Sirve.

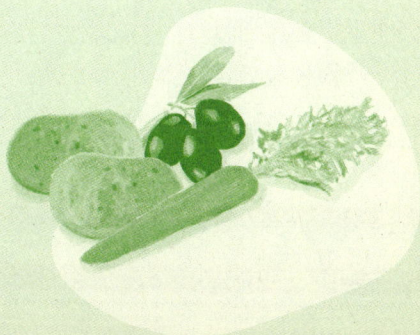

Frittata de verduras

INGREDIENTES
PARA 2 PERSONAS

- 1 patata grande

- 1 trozo pequeño de calabacín

- 6 tomates cherri, partidos por la mitad

- ½ cebolla roja

- Opcional: pimiento verde o rojo, espárragos verdes, champiñones

Para la mezcla de «huevo vegano»

- 2 cucharadas de harina de garbanzo

- 2 cucharadas de harina de maíz

- 1 cucharada de semillas de lino o chía, molidas

- 1 cucharadita de *psyllium* (opcional)

- ½ cucharadita de cúrcuma

- ½ cucharadita de pimentón dulce

- 1 cucharadita de cebolla en polvo

- 250 ml de bebida vegetal de almendra

- 1 chorrito de vinagre de manzana

- Sal negra o *kala namak* (opcional). Si no tienes esta sal, puedes usar cualquiera que tengas. Esta sal tiene la particularidad de aportar el sabor a huevo

PREPARACIÓN

1. Corta la patata en láminas finas y pequeñas, y el resto de las verduras, en tiras largas.

2. Salpimienta y saltea la patata en un poco de aceite de oliva. Tras unos minutos, añade la cebolla roja y, por último, el calabacín. Cubre con una tapa y deja que se cocine todo durante unos 5 minutos. Si es necesario, añade un poco de agua o caldo. Las verduras no deben quedar cocidas del todo, ya que las vamos a meter en el horno.

3. Precalienta el horno a 180 ºC.

4. Prepara la mezcla del «huevo» juntando todos los ingredientes y batiendo con unas varillas para que quede todo bien integrado y sin grumos. Debes obtener una mezcla ligeramente espesa (ni demasiado líquida ni demasiado espesa).

5. Una vez hechas las verduras y la mezcla del «huevo», júntalo todo en un recipiente.

6. Engrasa una fuente de horno circular y vierte la mezcla en ella. Mételo en el horno, añadiendo los tomates cherri por encima. Deja que se haga durante aproximadamente 20-30 minutos, vigilando que no se queme, pues el tiempo puede variar de un horno a otro.

Nota: También se puede hacer utilizando una sartén antiadherente, siguiendo el mismo procedimiento que con una tortilla normal.

Ensalada templada de azuki

INGREDIENTES
PARA 2 PERSONAS

- 100 g de judías azuki
- 1 tomate natural
- 50 g de acelgas
- 1 tallo de apio
- ¼ de cebolla
- 1 tira de alga kombu de unos 8 cm de largo
- 1 diente de ajo pequeño
- 1 cucharada sopera de perejil
- 1 pizca de sal marina
- 1 cucharada sopera de tomillo

PREPARACIÓN

1. Pica las acelgas, el tomate, la cebolla y el apio.

2. Pon a hervir las judías azuki junto con las verduras y el alga durante unos 40 minutos, o hasta que la legumbre ya esté blanda, en su punto. Escurre el agua sobrante.

3. Tritura el perejil y el ajo y agrégalos a las judías azuki junto con la sal y el tomillo. Mezcla para que todos los sabores se incorporen.

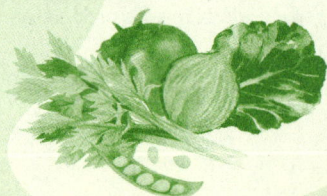

Ensalada de mijo, verduras al horno y semillas

INGREDIENTES
PARA 2 PERSONAS

- 100 g de mijo
- 750 ml de caldo de verduras casero
- 1 boniato mediano
- 3 puñados de champiñones
- Perejil fresco
- 1 diente de ajo

- Nueces troceadas
- Semillas de calabaza
- Hojas verdes frescas
- Aceite de oliva virgen
- 1 hoja de laurel
- Aderezo al gusto: orégano, cúrcuma, pimentón de la Vera, pimienta negra, limón y sal

PREPARACIÓN

1. Precalienta el horno a 180 °C.

2. Corta el boniato a dados y sazónalos con las especias y el aceite de oliva. Mételos en el horno durante unos 20-30 minutos aproximadamente.

3. Saltea los champiñones con un poco de ajo, perejil fresco y pimentón.

4. Cuece el mijo en el caldo de verduras con una hoja de laurel. Cuando esté listo, mézclalo con las hojas verdes cortadas, las semillas de calabaza y las nueces troceadas.

Hamburguesas de azuki, amaranto y pipas de girasol

INGREDIENTES
PARA 4 RACIONES

- 100 g de judía azuki, cocida y machacada

- 50 g de vegetales (coliflor, zanahoria, pimiento o los que tengas), ligeramente salteados en aceite de coco

- 120 g de amaranto, cocido

- 35 g de semillas de girasol

- 20 g de harina de pipas de girasol (pipas de girasol molidas). Utiliza más o menos la cantidad necesaria hasta conseguir la consistencia deseada

- 1 diente de ajo

- ¼ de cebolla

- 1 cm de jengibre fresco, rallado

- 1 cucharada de mezcla de algas para ensalada

- Especias y hierbas para aderezar (hierbas provenzales, cayena)

- 1 cucharada de tamari

- 1 chorrito de aceite de coco

- 1 hoja de alga kombu (opcional)

PREPARACIÓN

1. Precocina las judías azuki (previo remojo de 12 horas con una pizca de sal o vinagre de manzana) con agua, sal y alga kombu (opcional). Para la cocción del amaranto sigue las indicaciones del fabricante (aproximadamente 30 minutos). El amaranto debe quedar similar a la quinoa cocida. Elimina el exceso de agua y deja enfriar.

2. Saltea la cebolla. A continuación añade el ajo junto con el jengibre y deja un par de minutos hasta que se hagan. Corta o ralla las verduras muy finas e incorpóralas a la mezcla hasta que estén al dente. Añade las algas a mitad de la cocción. Deja enfriar.

3. Mezcla todos los ingredientes con las especias, el tamari, las semillas de girasol y la harina de pipas de girasol. Corrige con la harina hasta que la mezcla adquiera una mayor consistencia y se puedan formar fácilmente las hamburguesas.

4. Puedes precalentar el horno y hacerlas entre 25 y 30 minutos, dándoles la vuelta cuando haya transcurrido la mitad de este tiempo. También puedes hacerlas a la sartén con muy poco aceite de coco, el cual resiste muy bien las altas temperaturas sin perder propiedades ni generar sustancias tóxicas.

5. Puedes servirlas acompañadas de tu salsa favorita, de una ensalada y de un poco de chucrut casero.

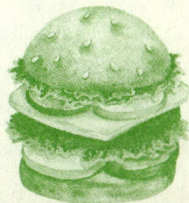

Kitchari tradicional de la India

INGREDIENTES
PARA 2 PERSONAS

- 100 g de arroz integral basmati
- 50 g de lentejas rojas, partidas
- 2 cucharadas de aceite de coco (si prefieres omitir el aceite, puedes tostar las especias en seco)
- ½ cucharadita de semillas de comino (o polvo)
- ½ cucharadita de semillas de cilantro (o polvo)
- ½ cucharadita de semillas de hinojo (o polvo)
- ½ cucharadita de cúrcuma en polvo
- 1 pizca de asafétida (opcional)
- 7 tazas de agua o caldo vegetal casero hirviendo
- Sal al gusto
- Verduras de temporada, picadas (en este caso se ha añadido 1 chirivía, hojas de col china y ramilletes de brócoli)
- Cilantro/perejil fresco, picado, o menta

PREPARACIÓN

1. Limpia el arroz y las lentejas por separado, cambiando el agua al menos un par de veces.

2. Saltea las semillas en el aceite de coco a fuego medio hasta que se abran. Añade el resto de las especias, mezcla y después incorpora las lentejas y el arroz. Saltéalo todo durante 1-2 minutos.

3. Añade el caldo o agua hirviendo, lleva a ebullición y cuece a fuego lento durante 15 minutos, o hasta que la mezcla esté ligeramente cocida.

4. Añade las verduras troceadas y remueve para mezclar, añadiendo más caldo o agua si es necesario. Lleva a ebullición y cuece a fuego lento durante otros 15 minutos, o hasta que el arroz esté completamente cocido. Debe quedar una textura cremosa o de sopa.

5. Añade sal al gusto antes de servir.

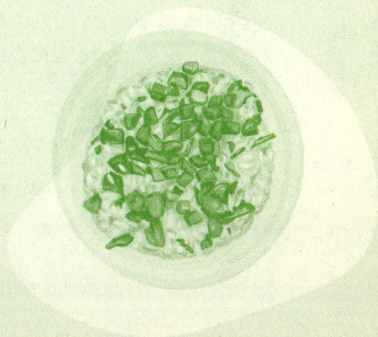

Quinoa
con arándanos secos
y almendras

INGREDIENTES
PARA 2 PERSONAS

- 100 g de quinoa
- 30 g de almendras, laminadas
- 1 trozo de 4 cm de calabacín
- 4 cm de apio crudo
- 1 cucharada de aceite de oliva virgen extra
- Zumo de ½ limón

- ½ cucharada de sirope de arce puro
- 1 cucharadita de tomillo u orégano
- Sal al gusto
- 40 g de arándanos rojos secos, sin azúcar

PREPARACIÓN

1. Si quieres mejorar el sabor y la textura de la quinoa, puedes tostarla ligeramente en la sartén antes de cocerla (la mayoría de las quinoas vienen ya lavadas). A continuación, cuece la quinoa en agua o, si lo prefieres, en un caldo vegetal. Reserva.

2. Saltea aparte, en un poco de aceite de oliva, el calabacín cortado a daditos con un poco de sal.

3. Corta el apio a trocitos y mézclalo en crudo con las almendras y los arándanos.

4. Para hacer el aliño mezcla el aceite de oliva, el sirope de arce, la sal, el tomillo, el orégano o cualquier otra hierba que quieras junto con el zumo de medio limón.

5. Mezcla en un bol la quinoa con el calabacín, el apio y el resto de los ingredientes.

6. Aliña la quinoa justo antes de servir.

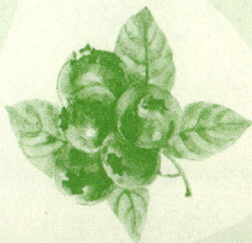

Tabulé de quinoa con nueces y repollo a la cúrcuma

INGREDIENTES
PARA 2 PERSONAS

- 80 g de quinoa
- ½ pimiento rojo, a daditos
- 1 pepino, a daditos
- ½ cebolla, cortada muy pequeña
- 3 tomates cherri, a cuartos
- Menta, picada fina

- ½ puñado de uvas pasas
- ½ puñado de nueces, troceadas
- 1 puñado de canónigos
- Aderezo: ½ limón, sal marina, aceite de oliva y 1 chorrito de sirope de arce/agave

Para el repollo a la cúrcuma

- ¼ de repollo
- 1 trocito de jengibre
- 1 diente de ajo

- Cebolla
- 1 cucharadita de cúrcuma

PREPARACIÓN
Para el tabulé

1. Lava la quinoa varias veces, dejando escurrir el agua en un colador de malla fina, hasta que ya no salga espuma. Escúrrela y cuécela siguiendo las instrucciones del paquete. La quinoa estará lista cuando esté blanda y se vea su espiral.

2. Mientras la quinoa se cocina, corta toda la verdura como se indica en la lista de ingredientes y reserva.

3. En un bol, mezcla todos los ingredientes con la quinoa (fría o tibia).

4. Prepara un aderezo con el aceite de oliva, el limón, el sirope y la sal. Vierte el aderezo en el bol con la ensalada y revuelve delicadamente hasta que se mezcle todo muy bien.

Nota: Cualquiera de las verduras puede ser reemplazada por otras frescas que tengas. Se puede hacer para 2 días sin agregarle el aliño.

Para el repollo a la cúrcuma

1. Cortar el repollo a tiras finas.

2. Haz un sofrito de ajo, jengibre rallado y cebolla con muy poco aceite. Al cabo de un rato, añade el repollo, revolviendo constantemente.

3. Agrega la cúrcuma, la sal y un poco de agua, y deja que se cocine durante unos 10 minutos, o hasta que el repollo esté blando y todos los ingredientes integrados.

Fajitas rellenas de verduras con hummus

INGREDIENTES
PARA 2 PERSONAS
Para las fajitas

- Tortitas para fajitas sin gluten (si prefieres una versión más ligera, puedes usar hojas de col o lechuga)

- 1 boniato

- 1 puerro

- 1 cebolla

- 1 cucharada de chucrut

- 1 puñado de hojas verdes

- Aceite de oliva

- Sal y pimienta al gusto

Para el hummus

- 1 taza de garbanzos cocidos

- Zumo de medio limón

- 1 diente de ajo

- Comino y sal al gusto

- 1 cucharadita de tahini

- 2 cucharadas de aceite de oliva virgen extra

- 1 poco de agua/caldo vegetal/ caldo de la cocción de los garbanzos

PREPARACIÓN:

1. Precalienta el horno a 180 °C.

2. Lava y corta las verduras a trocitos. Rocíalas con un chorro de aceite, salpimienta y masajéalas para que queden impregnadas del aliño.

3. Ponlas en una bandeja de horno previamente forrada con papel de horno. Cuando el horno esté caliente, introduce la bandeja con las verduras y déjalas hornear entre 20 y 30 minutos hasta que estén tiernas (el tiempo exacto dependerá del horno).

4. Mientras tanto prepara el hummus, batiendo todos los ingredientes hasta que quede una consistencia homogénea más bien líquida, ya que nos servirá de salsa para los *wraps*.

5. En una sartén, calienta las tortitas y procede a rellenarlas con las verduras al horno, las hojas verdes, el chucrut y un poco de hummus. Puedes añadir un poco de zumo de limón si así lo deseas.

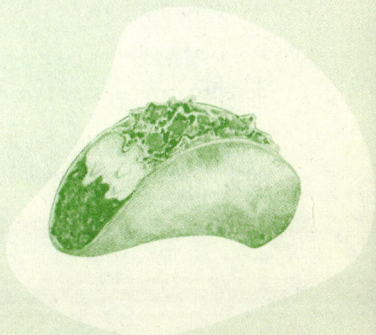

Ramen con acelgas, algas, semillas de sésamo y fideos de trigo sarraceno

INGREDIENTES
PARA 2 PERSONAS

- 1 zanahoria
- 1 puñado de repollo, cortado en juliana
- 2 acelgas
- 6 champiñones Portobello
- 100 g de fideos de trigo sarraceno

- Mezcla de algas
- Semillas de sésamo
- Perejil fresco
- Caldo casero
- 1 chorrito de tamari (salsa de soja)

PREPARACIÓN

1. Pon a hervir la zanahoria, los champiñones troceados, el repollo, las pencas de las acelgas y las algas en el caldo (que cubra unos 2 cm las verduras) durante 10-15 minutos, o hasta que estén tiernas.

2. Prepara los fideos de trigo sarraceno, hirviéndolos en una olla durante 7 minutos, o siguiendo las indicaciones del envase.

3. Cuando ya estén tiernas las verduras, añade los fideos, tamari al gusto y las hojas de acelga crudas.

4. Decora con hojas de perejil y semillas de sésamo. Sirve.

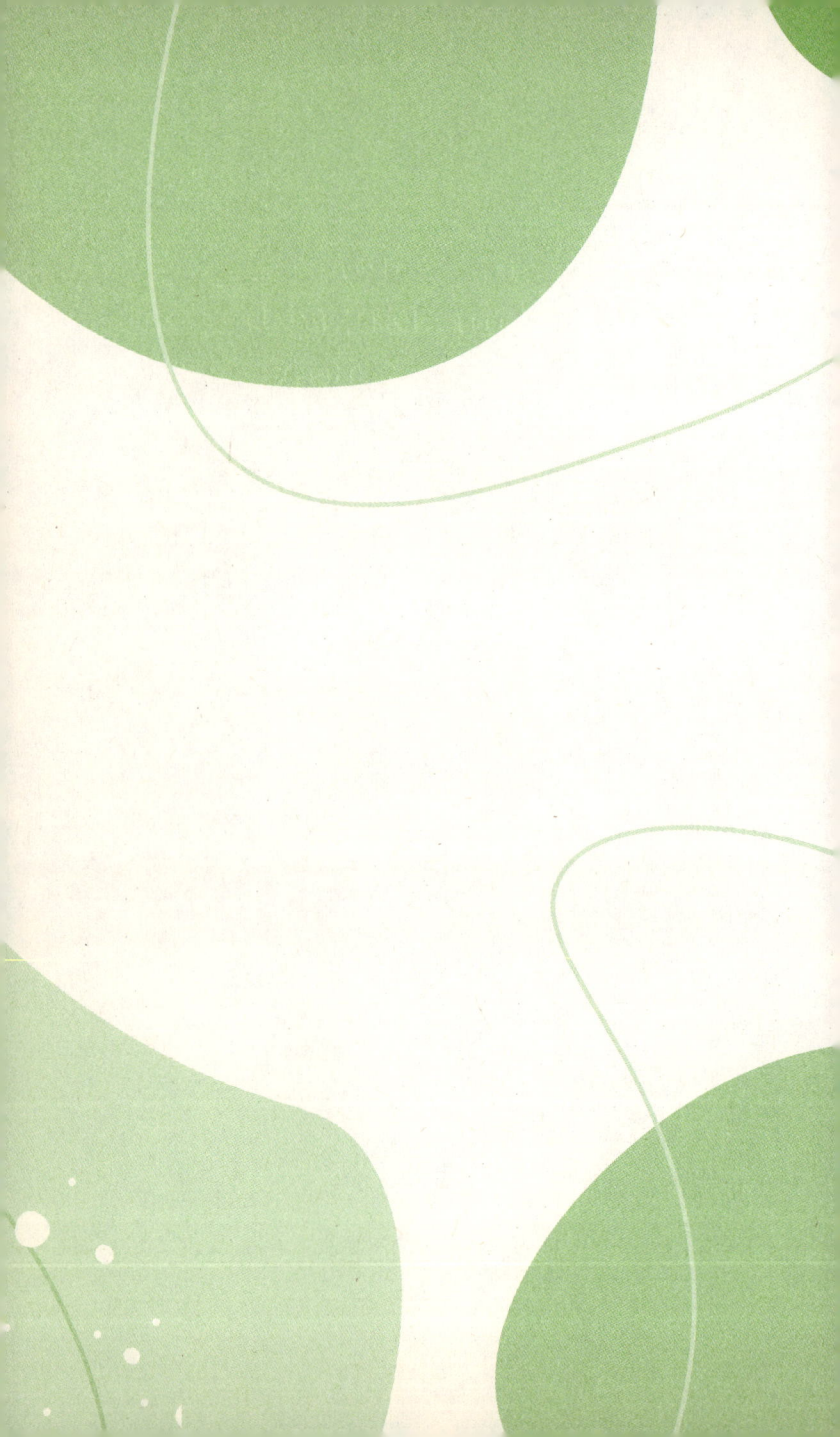

Agradecimientos

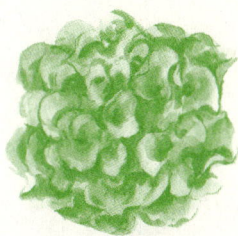

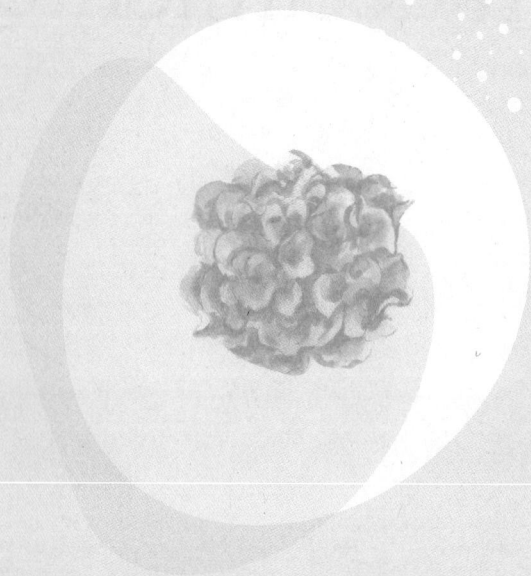

Quiero dar las gracias a las más de cinco mil personas que han pasado por este protocolo desde que lo elaboré y empecé a compartir hace ya más de cuatro años. Es un honor para mí poder compartirlo y tener el apoyo y la confianza de tantos de vosotros en él y en mi trabajo.

Gracias de nuevo a La Pacha, en el Valle Sagrado de Perú, por ser mi lugar de escritura, dentro de mi casita. Útero que me ha nutrido y cobijado en tiempos tan revueltos. Y a Mérida, Yucatán, esta ciudad mexicana que me acaba de recibir con los brazos más que abiertos, donde he pulido el último manuscrito de este libro. ¡Gracias, Lupita!

Gracias por los guías que me han llevado en este camino de la salud y el bienestar, buscando en todo momento las herramientas para limpiar, depurar y desprendernos de lo que ya no nos sirve o nos daña, para dar espacio a lo que nos eleva, nos cuida y nos aporta equilibrio y felicidad.

Gracias por la oportunidad de plasmar en un libro mi protocolo de depuración hepática, y gracias por las oportunidades que este me brindará.

Gracias a Toto, el doctor José Antonio Pérez Zertucha, por la complicidad, las lecciones y las explicaciones sobre el sistema renal y la medicina tradicional china en su consulta en la clínica Sanavit-Sayab de Mérida.

Gracias a cada uno de los testimonios de este libro, que han plasmado con sus palabras la experiencia vivida con este protocolo de depuración hepática.

Sin más, a ti que me lees, quiero mandarte un abrazo y desearte toda la salud del mundo.

«Todo lo que necesitas para transformar tu vida está en ti», tú eres tu medicina.

CARLA

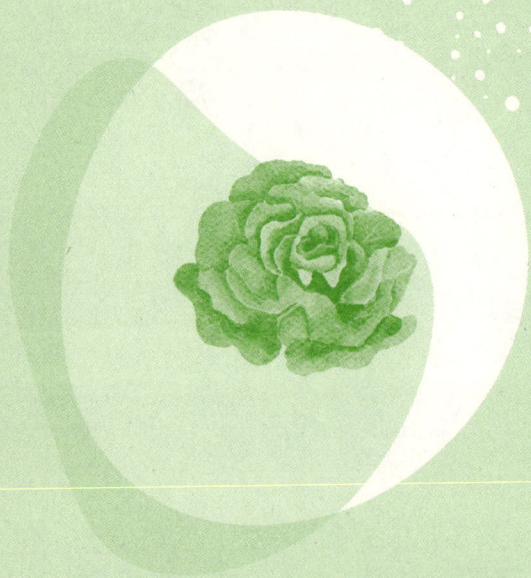

Referencias bibliográficas

1 Kools, S. A. E.; Moltmann, J. F., y Knacker, T. (2008), «Estimating the Use of Veterinary Medicines in the European Union, *Regulatory Toxicology and Pharmacology*, vol. 50, n.° 1, pp. 59-65.

2 OMS, *Residuos de plaguicidas en los alimentos*, 19 de febrero de 2018. Disponible en <www.who.int/es/news-room/fact-sheets/detail/pesticide-residues-in-food>.

3 Wolverton, B. C.; Johnson, A., Bounds, K., y Sverdreup Technology, Inc. (1989). *Interior Landscape Plants for Indoor Air Pollution Abatement*, NASA. Disponible en: <www.wolvertonenvironmental.com/NASA-Report-89.pdf>.

4 Zhao, C. Q.; Zhou, Y.; Ping, J., y Xu, L. M. (2014), «Traditional Chinese Medicine for Treatment of Liver Diseases: Progress, Challenges and Opportunities», *Journal of Integrative Medicine*, vol. 12, n.° 5, pp. 401-408.

5   Kalra, A.; Yetiskul, E.; Wehrle, C. J., y Tuma, F. (2021), *Physiology, Liver*, StatPearls Publishing LLC. Disponible en: <https://www.ncbi.nlm.nih.gov/books/NBK535438>.

6   Jensen, T.; Abdelmalek, M. F.; Sullivan, S.; Nadeau, K. J.; Green, M.; Roncal, C.; Nakagawa, T.; Kuwabara, M.; Sato, Y.; Kang, D. H.; Tolan, D. R.; Sanchez-Lozada, L. G.; Rosen, H. R.; Lanaspa, M. A.; Diehl, A. M., y Johnson, R. J. (2018), «Fructose and Sugar: A Major Mediator of Non-Alcoholic Fatty Liver Disease», *Journal of Hepatology*, vol. 68, n.º 5, pp. 1063-1075.

7   Harris, R.; Card, T. R.; Delahooke, T.; Aithal, G. P., y Guha, I. N. (2019), «Obesity Is the Most Common Risk Factor for Chronic Liver Disease: Results from a Risk Stratification Pathway Using Transient Elastography», *American Journal of Gastroenterology*, vol. 114, n.º 11, pp. 1744-1752.

8   FEAD, «El hígado es uno de los órganos más afectados por el consumo de alcohol al metabolizar el 90 % que absorbe el organismo», 15 de noviembre de 2018. Disponible en: <www.saludigestivo.es/wp-content/uploads/2018/11/FEAD_dia_mundial_sin-_alcohol-min.pdf>.

9   «Enfermedad hepática del hígado graso no alcohólico», Clínica Mayo. Disponible en: <www.mayoclinic.org/es-es/diseases-conditions/nonalcoholic-fatty-liver-disease/symptoms-causes/syc-20354567>.

10   Kramer, W. (2016), *Ama tu hígado: lecciones de la medicina tradicional china*, Dr. T. Colin Campbell Center for Nutrition Studies. Disponible en: <https://nutritionstudies.org/es/ama-tu-higado-lecciones-de-la-medicina-tradicional-china>.

11   Pomarón, C. (2012), «Dietética en los síndromes de hígado y vesícula biliar», *Revista Internacional de Acupuntura*, vol. 6, n.º 4, pp. 166-172.

12   Palmetti, N., *Depuración corporal*, Kier, Buenos Aires, 2014.

13   Greger, M. (2017), *How to Treat the Root Cause of Diabetes*, NutritionFacts.org, <https://nutritionfacts.org/2017/07/20/how-to-treat-the-root-cause-of-diabetes>.

14   Greger, M. (2015), *What Causes Diabetes* [Vídeo], NutritionFacts.org, disponible en: <https://nutritionfacts.org/video/what-causes-diabetes>.

15   Greger, M., y Stone, G. (2016), *Comer para no morir*, Paidós, Barcelona, 2013.

16   Vega-Badillo, J. (2017), «Alteraciones en la homeostasis del colesterol hepático y sus implicaciones en la esteatohepatitis no alcohólica», *TIP Revista especializada en ciencias químico-biológicas*.

17   Gamboa, R. A. (2006), «Fisiología de la hipertensión arterial esencial», *Acta Médica Peruana*, vol. 23, n.º 2.

18   Willett, W. C., y Ludwig, D. S. (2020), «Milk and Health», *The New England Journal of Medicine*, vol. 382, pp. 644-654.

19   Colin Campbell, T. (2012), *El estudio de China*, Sirio, Málaga.

20   Barnard, N. (2018), *La trampa del queso*, Urano, Barcelona.

21   Zaplana, C. (2014), «¿Leche? ¡No, gracias!». Disponible en: <www.carlazaplana.com/leche-no-gracias>.

22   Carbajal Azcona, A. (2016), «Cebolla, una aliada para tu salud», Departamento de Nutrición, Facultad de Farmacia, UCM. Disponible en: <www.ucm.es/data/cont/docs/458-2016-11-17-carbajal-cebolla-2016.pdf>.

De este libro me quedo con...

De este libro me quedo con...

De este libro me quedo con...

Depuración hepática ha sido posible gracias al trabajo
de su autora, Carla Zaplana, así como de la correctora
Eva Robledillo, el diseñador José Ruiz-Zarco Ramos,
el equipo de Realización Planeta, la diseñadora
Judit G. Barcina, la directora editorial Marcela Serras,
la editora ejecutiva Rocío Carmona, la editora
Carolina Añaños, y el equipo comercial,
de comunicación y marketing de Diana.

En Diana hacemos libros que fomentan el autoconocimiento
e inspiran a los lectores en su propósito de vida.
Si esta lectura te ha gustado, te invitamos a que la
recomiendes y que así, entre todos, contribuyamos
a seguir expandiendo la conciencia.